Bernhard Zepernick / Ingo Hoffmann

Der Heilpflanzengarten

Moderne Konzepte – Historische Beispiele

Leopold Stocker Verlag
Graz – Stuttgart

Umschlaggestaltung: Thomas Hofer, Reproteam-Druck GmbH., Graz
Umschlagfoto: Bildagentur Mauritius Ges.m.b.H. (Mehlig), Wien
Fotos im Textteil: Edith Jörn, Berlin; Ekkehard Müller, Graz; Ingo Hoffmann, Berlin; Bernhard Zepernick, Berlin; Stiftung österreichisches Freilichtmuseum, Stübing; Landw. Fachschule Ehrental, Klagenfurt; Walter Gaigg, Steyrling.

Die Deutsche Bibliothek – CIP-Einheitsaufnahme

Zepernick, Bernhard / Hoffmann, Ingo:
Der Heilpflanzengarten : Moderne Konzepte – historische Beispiele / Bernhard Zepernick / Ingo Hoffmann. – Graz : Stocker, 2001
ISBN 3-7020-0909-4

ISBN 3-7020-0909-4

Printed in Austria
Gesamtherstellung: Druckerei Theiss GmbH, A-9400 Wolfsberg

Inhaltsverzeichnis

Vorwort

Dieses Buch will Hobbygärtner anregen, Heilpflanzen im eigenen Garten zu kultivieren, und damit Freude an einer etwas ungewöhnlichen Gartengestaltung wecken. Beispiele zeigen, wie ein Arzneipflanzengarten entweder in unterschiedlichen Biotopen oder nach historischen Vorbildern angelegt werden kann. Allen, die sich für Heilkräuter interessieren und die sie in ihrem Garten heranziehen möchten, aber auch jenen, die in Schulen oder Heimgärten Anlagen für Heilkräuter planen, soll das Buch eine Orientierungshilfe sein. Anregungen und Vorschläge für die Gestaltung größerer oder kleinerer Flächen sowie Tips zur Kultur der unterschiedlichsten Heilpflanzen sollen Planung und Arbeit erleichtern.
Unser Buch hat aber auch einen kulturgeschichtlichen Aspekt. Es will an Beispielen zeigen, wie die Heilpflanzen von den antiken Ärzten im Mittelmeergebiet über die Klostermedizin zu uns gelangt sind, wie dieser Arzneischatz bei uns um einheimische Arten erweitert wurde und welche Bedeutung die Pflanzen in unserer Volksmedizin erlangten. Wir geben dazu auch Sammel-, Aufbewahrungs- und Dosierungshinweise. Das bedeutet aber nicht notwendigerweise, daß die moderne wissenschaftliche Medizin alle diese Anwendungsbereiche abgesichert hat. Welche der besprochenen Heilpflanzen auch nach modernen wissenschaftlichen Erkenntnissen gegen die kleinen Beschwerden des Alltags helfen und wie sie zubereitet und angewandt werden, haben wir im Abschnitt „Heilpflanzen in heutiger Sicht“ dargelegt; von diesen Pflanzen sind auch Präparate rezeptfrei in der Apotheke erhältlich.
Unsere Pflanzenauswahl will neugierig machen auf weniger bekannte Gewächse und dem Gartenliebhaber Informationen über Herkunft und Nutzen verschiedener Heilpflanzen unterschiedlicher Kultur- und Klimabereiche geben. Wichtig ist die Freude am eigenen Gestalten, und dazu wünschen wir „Gutes Gelingen“!

Berlin, im Frühjahr 2001

Dr. Bernhard Zepernick
Ingo Hoffmann

Einführung

Da dieses Buch ein Gartenratgeber ist, sollen ein paar Ratschläge an den Anfang gestellt werden.

Wie können wir uns die Pflanzen beschaffen?

Pflanzgut ist im Fachhandel erhältlich; Bezugsquellen siehe S. 125. Unter den von uns vorgeschlagenen Arten sind jedoch auch einige, die es nicht zu kaufen gibt, auch nicht deren Samen; aber man kann in der Natur von Pflanzen, soweit sie nicht in Naturschutzgebieten wachsen oder selbst unter Naturschutz stehen, Samen ernten, ihn zu Hause aussäen und Sämlinge heranziehen. Beim Ernten von Wildsamen lernt man die Standorte und Pflanzengesellschaften am besten kennen. Man erkennt, was in einem Biotop zusammengehört, und kann sich im eigenen Garten danach richten. Wie schon gesagt, wird das Sammeln durch Naturschutzbestimmungen jedoch eingeschränkt. Wir haben bei den einzelnen Arten darauf hingewiesen, wenn sie unseres Wissens unter Naturschutz stehen. Dabei ist aber einiges zu berücksichtigen: Wie der Gefährdungsgrad der Arten in Mitteleuropa nicht überall gleich ist und sich auch im Laufe der Jahre ändert, so müssen auch die Schutzbestimmungen darauf Rücksicht nehmen. Deshalb können Arten vollständig geschützt sein, oder man darf Samen sammeln, aber die Pflanzen nicht ausgraben, oder man darf sie bloß nicht für gewerbliche Zwecke entnehmen. Alle diese Vorschriften können von Bundesland zu Bundesland, von Kanton zu Kanton verschieden sein. Unsere Angabe, daß eine Art unter Naturschutz steht, ist daher nur pauschal zu verstehen, es kann dabei örtliche Unterschiede geben.

Welche Pflanzen wollen wir in unserem Garten?

Gärten sind unterschiedlich groß. In einem sehr kleinen Garten wird es schwer sein, ein Biotop zu schaffen, das sich im Gleichgewicht halten kann. Hier sollte man sich mit einem Kräuterbeet zufrieden geben, um Gewürze für die Küche zu ernten. Will man Kräuter für die eigene Hausapotheke ziehen, ist sehr viel mehr Raum nötig. Auch in den Bauerngärten wurden Heilkräuter früher nicht in größerem Ausmaß gezogen. Die meisten Heilkräuter im Garten waren auch oder sogar in erster Linie Gewürze und Gemüse (z.B. Fenchel, Kümmel, Anis), die zum Teil aus dem Mittelmeergebiet zu uns gekommen sind. Einheimische Heilkräuter wurden dagegen oft in der Umgebung an ihren Wildstandorten gesammelt. Manche dieser in größeren Mengen gebräuchlichen Pflanzen sind starke Wucherer und treten in Massen auf, oft bestandsbildend, z.B. Brennessel, Ackerschachtelhalm (Zinnkraut), Löwenzahn und viele andere. Diese Pflanzen wird man schon der Nachbarn wegen nicht im Garten kultivieren, da sie die Angewohnheit haben, sich nicht durch Zäune abgrenzen zu lassen, und für die Anlieger bedeuten sie nur Unkraut, das vom Nachbarn herüberkommt. Durch Selbstaussaat vermehren sich manche Kräuter stärker, als man möchte, und verdrängen konkurrenzschwächere Arten. Bei den besprochenen Pflanzen wird auf diese Eigenschaft hingewiesen. Es bleiben aber noch genügend Arten übrig, um sich einen farbenfrohen Heilpflanzengarten anlegen zu können.

Können wir uns mit selbst gezogenen Pflanzen behandeln?

Wir können es, und dazu werden Rezepte angegeben, sowohl aus der überlieferten Volksmedizin als auch aus der wissenschaftlich abgesicherten Schulmedizin. Dabei muß aber der bei manchen Laien gegenwärtig so beliebten Auffassung entgegengetreten werden, daß generell chemische (synthetische) Heilmittel gefahrvoll, pflanzliche aber harmlos seien. So muß erstens betont werden, daß auch pflanzliche Heilmittel Arzneimittel sind und mit anderen, gleichzeitig verabreichten Arzneimitteln in Wechselwirkung treten können – mit allen Folgen, die sich daraus ergeben können. Zweitens können Menschen durch unsachgemäß angewandte, stark wirkende Heilpflanzen schwerste Schäden bis hin zu tödlichen Vergiftungen erleiden. Dennoch haben wir auch einige giftige Arten in unsere Pflanzbeispiele mit hineingenommen, weil sie in der Medizin eine große Rolle spielten oder noch spielen und zudem hübsch anzuschauen sind (z.B. Fingerhut). Diese sind mit einem Kreuz als Todessymbol gekennzeichnet, überdies wird im Text auf ihre Giftwirkung hingewiesen. Sie sind natürlich für die Selbstbehandlung nicht geeignet. Dieses Buch will deshalb keine Gesundheitsfibel sein. Dafür stehen genügend einschlägige Werke zur Verfügung. Im übrigen gilt der bekannte Rat: Fragen Sie Ihren Arzt oder Apotheker!

Heilpflanzen in ihrem Biotop

Dieser Abschnitt des Buches soll dem Leser aufzeigen, welche Pflanzen von ihren Lebensbedingungen her zusammengehören.

„Biotop" bedeutet Lebensraum. Dieser kann von der Natur geschaffen und vom Menschen verändert worden sein. Immer werden sich Pflanzen und auch Tiere finden, die das Biotop besiedeln, gestalten und sich den Bedingungen anpassen, ob es ein Wald oder eine Kleingartenkolonie ist, eine Wiese, ein Bahndamm, ein Teichufer oder auch eine Schutthalde. Ohne menschlichen Eingriff siedeln sich die Lebewesen dort an, wo ihnen die Bedingungen zusagen. Ändert sich das Biotop, beispielsweise durch Verlandung, Überdüngung, Versteppung, so ändert sich auch die Pflanzen- und Tierwelt. Da dieser Abschnitt nach Biotopen gegliedert ist, kann jeder Leser selbst herausfinden, welches Biotop für seinen Garten am vorteilhaftesten ist.

Wer ein Biotop gestalten will, sollte sich mit den Bodenverhältnissen vertraut machen und ermitteln, ob er einen sauren oder kalkhaltigen, leichten Sand- oder schweren Ton- oder Lehmboden hat. Entsprechend sollte er den Garten mit Pflanzen besiedeln, die den Boden lieben, in den sie gebracht werden. Andernfalls wird es Fehlschläge geben. Deshalb gilt für alle künstlich geschaffenen Biotope: Nehmen Sie sich die Natur als Vorbild. Je näher Sie an dieses Vorbild herankommen, desto besser wird es für die angesiedelten Gewächse sein, und sie werden es Ihnen durch Wuchsfreudigkeit und Blühwilligkeit danken.

Pflanzen für das Feuchtbiotop

In großen Gärten kann man einen Teich anlegen, für kleinere Gärten reicht eine Wasserstelle in Form eines Folienteiches, einer Wanne oder einer Vogeltränke. Eine Wasserstelle ist in jedem Fall eine Bereicherung für den Garten. Durch sie wird auch reiches Insektenleben angelockt.

Die vorgestellten Pflanzenarten sind Heilpflanzen, die auf feuchte Böden an oder ins Wasser gehören. Sie alle sind ausdauernd und winterhart. Wir unterscheiden mehrere Zonen, die zum Feuchtbiotop gehören: Schwimmblattpflanzen im Wasser (See- und Teichrosen) und Uferpflanzen, die in das Wasser hineinwachsen und zur Verlandung beitragen. Nach ihnen, in weiterem Abstand zum Gewässer, folgt dann die Feuchtwiese.

Nehmen wir zuerst die Pflanzen, die ins Wasser gehören.

Da ist der **Kalmus** *(Acorus calamus)* zu nennen. Bei ihm weisen schon die unterschiedlichen deutschen Namen auf seine Heilwirkung hin: „Brustwurz", „Magenwurz", „Zehrwurz", „Deutscher Ingwer", auch „Deutscher Zitwer" KALMUS

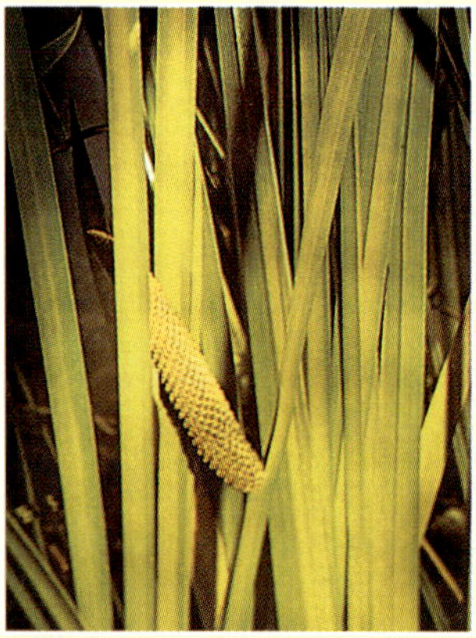

Kalmus

oder „Zitwerwurzel“ genannt. Eine alte botanische Benennung ist *Calamus aromaticus.*

Charakteristik: Bis 150 cm hohe ausdauernde Pflanze mit weit kriechendem Wurzelstock, Stengel am Grund rötlich, Blätter schwertförmig, Blüten winzig, gelblichgrün bis hellbraun, in kolbenförmigem Blütenstand, Blütezeit: Juni/Juli. Die Pflanze gehört zur Familie der Aronstabgewächse. *Acorus calamus* ist ohne Schwierigkeiten im Garten zu halten. In der Natur an Teichrändern und Ufern langsam fließender Gewässer vorkommend, steht er ständig im Wasser. Im angelegten Biotop sollte man ihm nährstoffreichen Boden und bis zu 10 cm Wassertiefe geben.

Verwendung: In Asien beheimatet, fand Kalmus schon in alter Zeit in Indien als fiebersenkende, harntreibende und schmerzstillende Heilpflanze Verwendung. Auch Dioskurides war seine Heilwirkung bereits bekannt, und im 13. Jahrhundert brachten die Tataren den Kalmus nach Osteuropa. Sie benutzten ihn zur Desinfektion von Trinkwasser. Vom 16. Jahrhundert an wurde er in Europa angebaut. Der Wurzelabsud diente als Badezusatz bei Frauenkrankheiten, und auch als Aphrodisiakum tat Kalmus seine Dienste.

Die Droge ist der Wurzelstock, den man im zeitigen Frühjahr oder im Spätherbst erntet. Er wird geschält, gespalten, bei 40 °C getrocknet und in Gläsern aufbewahrt. Bei nervösen oder psychisch bedingten Verdauungsbeschwerden 1 Tasse Tee (2 Teelöffel auf $^{1}/_{4}$ l Wasser, 15 Min. ziehen lassen) vor jeder größeren Mahlzeit lauwarm trinken, dies über längere Zeit, jedoch keine Daueranwendung. Zur Aromatisierung von Bier und Branntwein wird die Wurzel genutzt, und zusammen mit Wermut, Raute, Rosmarin, Knoblauch, Zimt, Wacholderbeeren und Gewürznelken bildete Kalmus einen Bestandteil des Pestessigs. Gekocht wurde die Wurzel gegessen, und seine ätherischen Öle werden noch heute in der Parfümherstellung genutzt. Auch die Veterinärmedizin verwendet diese vielseitige Heilpflanze. Hier ist sie ein Mittel gegen Freßunlust und Verdauungsschwäche. Abschließend sei noch erwähnt, daß man das aromatische Kalmuskraut in Norddeutschland zu Pfingsten vor den Häusern und in den Stuben ausstreute.

SUMPFSCHWERTLILIE

Mit Kalmus gemeinsam können wir die **SUMPFSCHWERTLILIE** *(Iris pseudacorus)* an den Rand des Teiches setzen.

Charakteristik: Schon der botanische Name *pseudacorus* (Falscher Kalmus) weist auf die Ähnlichkeit der Pflanzen hin, und in nicht blühendem Zustand kann man die beiden Uferbewohner wohl verwechseln. Auch die Wurzelstöcke sind sehr ähnlich, und so wurde früher *Iris pseudacorus* als Kalmuswurzel angeboten, die nicht dessen Heilwirkung besaß. Von den sechs gelben Blütenblättern sind die äußeren zurückgebogen. Die Art steht unter Naturschutz.

Verwendung: Der Iriswurzelstock enthält hauptsächlich Gerbstoffe und wurde zum Gerben von Häuten genutzt. Medizinische Eigenschaften: stark abführend, Brechreiz erregend, hautreizend und Niesreiz erzeugend.

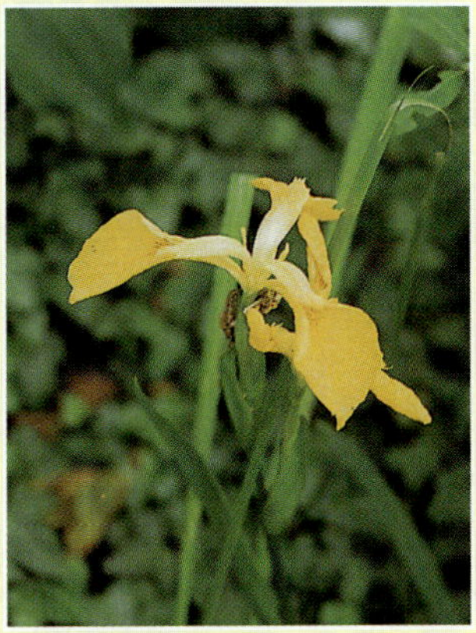
Sumpfschwertlilie

Die dritte Heilpflanze im Bunde der Einkeimblättrigen für ein Feuchtbiotop ist der **SCHNITTLAUCH** *(Allium schoenoprasum)*. Ihm behagt nahrhafter feuchter Boden in Ufernähe. Der Schnittlauch wird seit uralten Zeiten als Heil- und Gewürzpflanze gebraucht. Er ist bereits im Capitulare de villis Karls des Großen beschrieben und wird seit dem Mittelalter kultiviert.

Verwendung: Von seinen medizinischen Eigenschaften seien v.a. seine abführende, harntreibende, stimulierende und antiseptische Wirkung angeführt. Bei Blähungen hilft ein Tee (1 Teelöffel kleingeschnittener Schnittlauch auf 150 ml Wasser), ebenso bei gestörter Verdauung, Aufstoßen und Appetitlosigkeit.

SCHNITTLAUCH

SEEROSE
TEICHROSE

Mit der **SEEROSE** *(Nymphaea alba)* und der **TEICHROSE** oder **MUMMEL** *(Nuphar lutea)* haben wir zwei einheimische Schwimmblattpflanzen für größere Teiche mit tieferem Wasser. Auch sie sind ausdauernd und winterhart. Beide Arten stehen unter Naturschutz.

Charakteristik: Die Teichrose hat einen waagerecht im Boden wachsenden kräftigen Wurzelstock, langgestielte Blätter, Blüten mit fünf großen gelben Blütenblättern, Blütezeit: Juni bis September. Die zur gleichen Zeit blühende Seerose hat dagegen zahlreiche weiße Blütenblätter.

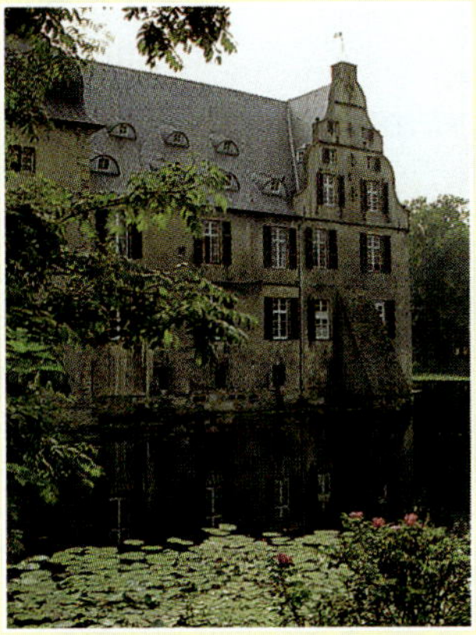
Teichrose

Verwendung: Von beiden wird der Wurzelstock und von der Seerose auch die Blüte medizinisch genutzt. Der Wurzelstock wurde auch als Nahrungsmittel verwendet. Er ist sehr stärkehaltig und wurde gekocht gegessen. Medizinische Eigenschaften: krampflösend, sedativ und antibiotisch, die Anwendung erfolgt innerlich und äußerlich. Ein Wurzelabsud wird als Mittel gegen Kopfschuppen empfohlen: Hierzu 1 l Wasser mit 20 g Seerosenwurzel 5 Min. kochen lassen. Die Seerosenblüten wirken als Schönheitsmittel: Zur Herstellung einer Lotion für feine und zarte Haut werden 25 g Blüten auf 100 ml Wasser gegeben, eine halbe Stunde kochen lassen, dann abseihen und 20 g Kampfergeist hinzufügen. Die Blüten wirken auch bei krampfartigem Husten sowie bei Schlaflosigkeit und Schlafstörungen.

Am Ufer und im flachen Wasser fühlen sich die fünf als nächstes vorgestellten Pflanzen wohl. Als frostunempfindliche Blütenstauden sorgen sie vom Frühling bis in den Sommer für ein abwechslungsreiches Farbenspiel rund um den Teich. **FIEBERKLEE** und **SUMPFDOTTERBLUME**, von der es auch eine gefülltblühende Form gibt, sind echte Frühlingsboten. **BALDRIAN** und

BLUTWEIDERICH sind Sommerblüher, und dazwischen steht das **SUMPFVERGISSMEINNICHT.**

FIEBERKLEE

Den **FIEBERKLEE** *(Menyanthes trifoliata),* auch Bitterklee genannt, zählte man früher zu den Enziangewächsen. Jetzt hat man ihm eine eigene Pflanzenfamilie, die *Menyanthaceae,* zuerkannt. Der wissenschaftliche Name *Menyanthes* setzt sich aus dem griechischen „men“ (Monat) und „anthos“ (Blüte) zusammen. Möglicherweise wurde die „Monatsblume“ bei Menstruationsbeschwerden angewandt.

Charakteristik: Fieberklee ist eine 10–30 cm hohe Staude. Ihre weiß- bis zartrosafarbigen Blütenstände erscheinen im April bis Juni, bevor sich die Blätter richtig entwickelt haben. Der kriechende Wurzelstock ragt mitunter weit in das Wasser hinein und geht in einen aufrechten Stengel über. Die langgestielten dreiteiligen Blätter erinnern an Kleeblätter und gaben der Pflanze ihren deutschen Namen. Sie kommt von der Ebene bis ins Gebirge vor, in den Alpen bis in 1.800 m.

Verwendung: Gesammelt werden die Blätter, sie werden in frischem und getrocknetem Zustand verwendet. Wenn sie ausgewachsen sind (Mai bis Juli), wird das Sammelgut im Schatten getrocknet und in Glas- oder Porzellangefäßen aufbewahrt. Flavonoide verleihen dem Fieberklee eine entzündungshemmende Wirkung. Weitere medizinische Eigenschaften: günstige Beeinflussung der Leberfunktion, appetitanregend und verdauungsfördernd, blutreinigend und fiebersenkend. In großen Dosen bewirkt er Durchfall und Brechreiz.

SUMPFDOTTERBLUME

Nicht in der ersten Reihe der medizinisch gebrauchten Pflanzen steht die **SUMPFDOTTERBLUME** *(Caltha palustris);* in einem Feuchtbiotop sollte sie aber unbedingt mit untergebracht werden, blüht sie doch zu einer Jahreszeit, wo noch nicht allzu viel Farbe im Garten zu finden ist. Mit den gelben Blütenblättern hat man in früheren Zeiten Butter, die zu blaß geraten war, gelb gefärbt. Daher auch der in manchen Gegenden für sie (aber auch für verschiedene andere Pflanzen) gebräuchliche Name „Butterblume“. In Weinessig eingelegte Blütenknospen wurden als Kapernersatz verwendet.

Charakteristik: Die Pflanze mit den großen herzförmigen Blättern gehört zur Familie der Hahnenfußgewächse *(Ranunculaceae),* Blütezeit: März bis Juni, mit fünf glänzend gelben Blütenblättern.

Verwendung: Wie alle Arten der Hahnenfuß-Familie ist auch die Sumpfdotterblume giftig; sie wird nur äußerlich angewandt. Zu Heilzwecken gesammelt werden die Blätter. Getrocknet und in Form von Umschlägen rufen sie Hautreizungen hervor, die zur Linderung rheumatischer Schmerzen führen. Als Tabakersatz erleichtern die Blätter die Entwöhnung vom Rauchen. In der alten Volksmedizin fand die „geel Schmaltzblume“ bei Gelbsucht Verwendung.

SUMPF-VERGISSMEINNICHT

Das **SUMPFVERGISSMEINNICHT** *(Myosotis palustris)* zählt zu den Rauhblattgewächsen, den *Boraginaceae.*

Verwendung: Man sammelt die blühenden Sproßspitzen, die zum Trocknen als Sträußchen aufgehängt werden. Medizinische Eigenschaften: entzündungshemmend, sedativ und tonisch. Anwendungen erfolgen innerlich und äußerlich. Bei Schwächeerscheinungen, sei es körperlicher oder geistiger Art, hilft ein Tee (20 g blühender Sproßspitzen auf 1 l Wasser), davon täglich 3 Tassen getrunken. Bei Augenbindehautentzündung nützt ein Augenbad aus einem Tee (15 g auf 1 l Wasser, 10 Min. ziehen lassen); das gleiche hilft bei geröteten und müden Augen. Ein Breiumschlag aus blühenden Sproßspitzen und Blättern, in sehr wenig Wasser gekocht, schafft Linderung bei Ohrenschmerzen.

Nun wollen wir uns dem **BALDRIAN** *(Valeriana officinalis)* zuwenden. Seine erste Erwähnung als Heilpflanze erfährt er im 9. Jahrhundert. Der Name kommt wahrscheinlich vom lateinischen „valere", was „kräftigen" und „sich wohlbefinden" bedeuten kann. „Allesheiler" – „allheal" – heißt *Valeriana officinalis* im Englischen, und das lateinische *officinalis* (für die Offizin – Zubereitungs- und Verkaufsraum der Apotheke) zeigt den Gebrauch als Heilkraut an. BALDRIAN

Charakteristik: Auf gutem, nahrhaftem Boden kann der Baldrian gut anderthalb Meter hoch werden. Er ist eine Staude mit fiederteiligen oder gefiederten Blättern und kommt in der Ebene bis in mittlere Gebirgslagen vor. Die kleinen asymmetrischen Blüten sind weißlich bis rosa und bilden Trugdolden; Blütezeit ist von Mai bis August. Die Samen sind mit Flugschirmchen versehen, und wenn man den Samen ausreifen läßt, werden sich die Nachbarn und man selbst wundern, wo überall Baldrian wächst.

Verwendung: Die Droge besteht aus dem Wurzelstock mit den Nebenwurzeln. Geerntet wird vom Frühjahr bis zum Spätherbst, der Wurzelstock wird gewaschen, halbiert und an der Luft getrocknet; dabei entwickelt sich der typische Geruch. Einer der vielen Volksnamen für den Arzneibaldrian ist „Katzenkraut", und wer erlebt hat, wie der Inhaltsstoff Isovaleriansäure auf Katzen wirkt, der weiß warum. Die beruhigende Wirkung des Baldrians ist allgemein bekannt, er besitzt aber auch noch andere günstige Eigenschaften. Die Anwendung der Droge ist innerlich und äußerlich. Innerlich als Tee zur Entspannung und Beruhigung: 1 Teelöffel/Tasse, 2–3 Tassen täglich, oder 2 Teelöffel getrocknete Baldrianwurzel morgens mit einem Glas kaltem Wasser übergießen und bis zum Abend stehen lassen, den Auszug zum Trinken nur leicht erwärmen. Ein solcher Kaltauszug wird auch für Kompressen bei Prellungen und Muskelschmerzen benutzt, die so lange wie nötig auf die betroffenen Stellen gelegt werden. Eine andere Baldrian-Art ist der im Hochgebirge wachsende **ECHTE SPEIK** *(Valeriana celtica).* Er wird zur Parfümierung von Seife und anderen Toiletteartikeln gebraucht. Hier wird die Art nur der Verwandtschaft wegen erwähnt; sie gehört ins Alpinum und ist im Garten schlecht zu halten. ECHTER SPEIK

Für das Feuchtbiotop eignet sich weiters der **BLUTWEIDERICH** *(Lythrum salicaria).* BLUTWEIDERICH

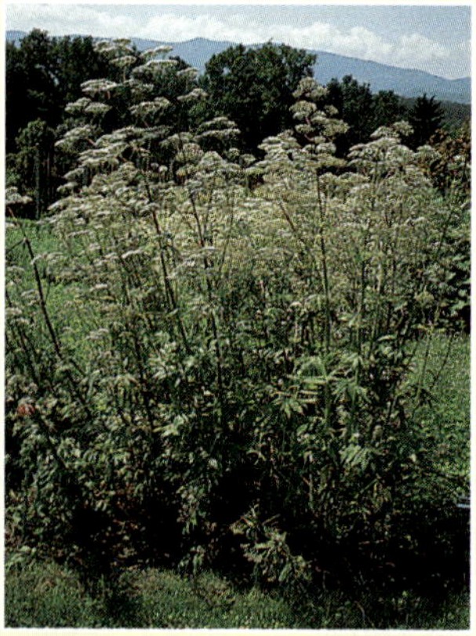
Baldrian

Charakteristik: Auch diese Pflanze kann sehr hoch werden, mehr als anderthalb Meter. Sie hat einen unterirdischen Wurzelstock und bewohnt feuchte Wiesen, Flachmoore und Ufer. Die rosavioletten, über 10 cm langen Blütenstände erfreuen von Juni bis August.

Verwendung: Die blühenden Sproßspitzen sind die zu sammelnde Droge. Sie werden 10 cm unterhalb der untersten Blüte abgeschnitten, zu Sträußchen gebunden und an einem luftigen, schattigen Ort zum Trocknen aufgehängt, danach in Papier- oder Stoffsäckchen aufbewahrt. Sie wirken antibiotisch, adstringierend und entzündungshemmend. Blutweiderich gehört zu den wirksamsten Heilpflanzen bei der Behandlung von Darmentzündungen und infektiösem Durchfall. Man trinkt tagsüber Tee (15–20 g in ½ l Wasser).

GÄNSEFINGERKRAUT

Jeder Gartenteich sollte eine sehr flache Stelle haben, wo Vögel baden und trinken können. Hier, wo die Wiese sich mit dem Teich trifft, haben niedrige, kriechende Stauden ihren Platz, z.B. das **GÄNSEFINGERKRAUT** *(Potentilla anserina).*

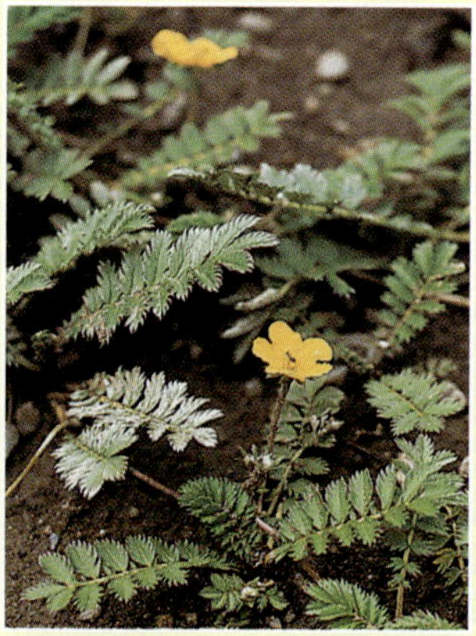
Gänsefingerkraut

Charakteristik: *Potentilla anserina* ist ein Rosengewächs, hat fiederspaltige Blätter, die an der Unterseite silbrig-seidige Härchen tragen, und eine einzeln stehende, etwa 2 cm große gelbe Blüte, Blütezeit: Juli/August. Es gehört zur Trittstaudenflora und war an jedem Dorfteich zu finden, auf dem es auch Gänse und Enten gab. Unempfindlich gegen das Betreten und den Vogelkot, war es häufig bestandsbildend.

Verwendung: Das Kraut wird zur Blütezeit gesammelt, im Schatten getrocknet und in Papier- oder Stoffsäckchen aufbewahrt. Es wird als blutstillendes Mittel angewendet, ferner bei der Behandlung von Durchfall, Magen- und Darmbeschwerden sowie bei Menstruationsschmerzen. Vom Tee (2 gehäufte Teelöffel auf ¼ l Wasser, 10 Min. ziehen lassen) werden täglich 2–3 Tassen, ungesüßt und möglichst heiß, schluckweise getrunken. Bei Zahnfleischentzündungen hilft Gurgeln und Mundspülen mit einem Kaltauszug von 5 g auf 100 ml Wasser.

GÄNSEBLÜMCHEN

Ebenfalls zur Trittpflanzenflora gehören das **GÄNSEBLÜMCHEN** und der **VOGELKNÖTERICH.** Auf Wiesen gedeihen sie nicht, aber auf Rasen bzw. Trittflächen, die zum Teich oder an andere Stellen im Garten führen.

Das **GÄNSEBLÜMCHEN** *(Bellis perennis)* ist so bekannt, daß sich eine Beschreibung erübrigt. Es ist nicht nur eine vielseitige Heilpflanze, sondern auch ein leicht zu sammelndes Wildgemüse, das als Salat zubereitet wird.

Verwendung: Die zu sammelnden Drogen sind die Blüten und die krautigen

Teile der Pflanze. Man sammelt zu Beginn der Blütezeit; will man nur die Blüten, dann schneidet man sie ohne Stengel, will man die ganze Pflanze, wird sie oberhalb des Wurzelhalses abgeschnitten. Das Sammelgut wird im Schatten getrocknet, wobei es häufig gewendet werden sollte; Aufbewahrung in Glas- oder Porzellangefäßen. Gänseblümchen, auch „Maßliebchen" oder „Tausendschönchen" genannt, helfen bei Entzündungen im Hals- und Mundbereich, wirken darmregulierend und harntreibend. Vom Tee (2 Teelöffel auf 1/4 l Wasser, 10 Min. ziehen lassen) täglich 2 Tassen trinken. Dieser Tee dient auch zum Mundspülen sowie für Umschläge auf schlecht heilende Wunden. Die Kosmetikindustrie verwendet Gänseblümchen in Präparaten zum Aufhellen der Haut sowie zum Abschwellen der Augenränder und des Gesichts.

VOGELKNÖTERICH

Der **VOGELKNÖTERICH** *(Polygonum aviculare)* ist weniger bekannt, weil seine Blüten nicht so ins Auge stechen. Sie sind so klein, daß sie gern übersehen werden. Wie wenig empfindlich die Pflanze ist, sagt einer ihrer deutschen Namen: „Wegtritt". Eine andere Bezeichnung, „Blutkraut", deutet auf den Gebrauch als Blutstiller hin.

Charakteristik: Bis zu 1 m langes einjähriges Kraut, zuerst aufrecht, später niederliegend, Blüten rot bis grünlich, einzeln oder bis zu drei in den Blattachseln, Blütezeit: Mai bis Oktober. Vorkommen: in der Ebene bis ins Gebirge, in den Alpen bis in 1.200 m. Die Pflanze ist häufig und in der Großstadt ebenso zu finden wie auf dem Land; sie vermehrt sich durch Selbstaussaat. *Polygonum aviculare* ist unansehnlich und unauffällig, aber gerade für Flächen, die stark begangen werden, wertvoll, weil sie diese Stellen grün hält.

Verwendung: Die Pflanze wurde schon zu antiken Zeiten arzneilich verwendet. Bei Wunden und Geschwüren wurden Breiumschläge vom Vogelknöterich aufgelegt. Innerlich wirkt er auch in hartnäckigen Fällen bei Durchfall sowie bei Blasen- und Nierensteinen. Die gesamte Pflanze ohne Wurzel wird von Juni bis August gesammelt, in Stücke geschnitten, an der Luft im Schatten getrocknet und in Papier- oder Stoffsäckchen aufbewahrt. 2 gehäufte Eßlöffel werden mit 1/4 l kaltem Wasser angesetzt, dann aufgekocht und abgeseiht. Davon werden 3 Tassen täglich getrunken.

WASSERDOST

Feuchten Boden und die Nähe des Wassers liebt auch *Eupatorium cannabinum.* Die deutschen Namen sind **WASSERDOST,** Wasserhanf und Kunigundenkraut. Seine Verwendbarkeit als Heilpflanze ist seit alten Zeiten bekannt.

Charakteristik: Wasserdost ist ein Korbblütler und eine „Schmetterlingsblume", die zur Blütezeit (Juli bis September) viele Falter anzieht. Die Züchtung hat eine dunkel-weinrote Form *‚purpureum'* hervorgebracht, die Wildform blüht hellrot bis blaßrosa. Die Staude kann über anderthalb Meter hoch werden.

Verwendung: Gesammelt werden die Blätter vor der Blüte und, im Frühling oder Herbst, die Wurzeln. Letztere werden gewaschen, in Scheiben geschnitten und in der Sonne getrocknet, die Blätter dagegen im Schatten. Die Wurzeln haben schmerzstillende Wirkung, während die Blätter bei Furunkeln, Ekzemen und Schuppenflechte hilfreich sind. Die beste Wirkung aber haben die Pflanzenteile in frischem Zustand, da beim Trocknen günstige Eigenschaften verlorengehen. 2 Teelöffel in 2 Glas kaltem Wasser ansetzen, dann aufkochen und abseihen, davon tagsüber trinken.

Zur Ergänzung der geschilderten Bepflanzung unseres Feuchtbiotops noch einige Vorschläge:

Froschlöffel *Alisma plantago-aquatica* *(Alismataceae)*	Staude im flachen Wasser, bis 1 m hoch, weiße Blüten im Juni bis August, Sammelgut die Blätter, harntreibend, adstringierend, sedativ. Galt als Wundermittel gegen Schlangenbisse.
Gottesgnadenkraut *Gratiola officinalis* *(Scrophulariaceae)*	Staudig, an feuchten Orten: Ufer, Wiesen, Sümpfe, bis 1.500 m, blüht hellgelb von Juli bis September. Abführend, Brechreiz erzeugend, harntreibend. Gefährdete Pflanze, unter Naturschutz.
Pfennigkraut *Lysimachia nummularia* *(Primulaceae)*	Ausdauernd, kriechend, in Gräben, an feuchten Orten, auf Wiesen. Blüten gelb, Juni bis August. Adstringierend, wundheilend.
Knoblauchgamander *Teucrium scordium* *(Labiatae)*	Feuchte Ufer, sumpfige Stellen, Ausläufer treibende, ausdauernde Pflanze. Blüten purpurn, Juni bis September. Fiebersenkend, tonisch, wundheilend. Altes Pestmittel und Theriak-Bestandteil.
Echte Brunnenkresse *Nasturtium officinale* *(Cruciferae)*	An Quellen, Gräben und Bächen. Ausdauernd, kriechend, am Stengel wurzelnd. Weiße Kreuzblüten, Mai bis September. Fiebersenkend, blutreinigend, harntreibend, stimulierend, Skorbutmittel.
Wasserminze *Mentha aquatica* **Poleiminze** *Mentha pulegium* *(Labiatae)*	Beide Arten ausdauernd an Flußufern, Gräben, Naßwiesen. Blüten violett-rosa, Blütezeit Juli bis September. Verdauungsfördernd, krampflösend.
Bittersüß *Solanum dulcamara* *(Solanaceae)*	Kletternder Halbstrauch am Ufer. Lila Blüten, rote giftige Beeren! Blütezeit Juli bis September. Abführend, blutreinigend, harn- und schweißtreibend.

Pflanzen für die feuchte und trockene Wiese

Lassen wir die Uferzone unseres Teiches in eine Wiese übergehen. Hier können wir eine Vielzahl von Arzneipflanzen ansiedeln und uns am immer neuen Erblühen vom Frühling bis zu den ersten Nachtfrösten erfreuen. Aber wie schaffen wir uns eine Wiese? Je nachdem, ob der Boden sauer oder alkalisch ist, wird sie vorwiegend von Sauergräsern (Seggen, *Carex*-Arten) oder Süßgräsern *(Gramineae)* besiedelt. Wenn bereits ein Rasen vorhanden ist, fällt die Umwandlung nicht schwer. Nach einem Regen, wenn der Boden schön feucht ist, pflanzen wir die Stauden an jenen Platz, den wir ihnen geben wollen. Das Pflanzloch soll geräumig genug sein, damit die Wurzel der zu setzenden Pflanze nicht gestaucht wird. Die Wurzel wird mit Erde bedeckt und kräftig von allen Seiten angedrückt, nochmals Erde nachgefüllt, wieder angedrückt und angegossen. Lassen Sie der frisch gesetzten Staude die erste Zeit einen Gießrand, denn je nach Witterung muß möglicherweise noch ab und zu gegossen werden. Ist die Pflanzung erfolgt und alles angewachsen, lassen wir den Rasen ungemäht. Aus dem kurzen Gras wird eine Wiese, die je nach Bedarf nur noch zwei- bis dreimal im Jahr gemäht wird. Sind Laubbäume so nah, daß der Laubfall im Herbst die Wiese betrifft, muß vor dem Abwerfen der Blätter noch einmal gemäht werden, damit Fallaub und Wiese nicht miteinander verfilzen. Wollen wir auf freiem Boden eine Kräuterwiese anlegen, pflanzen wir zuerst die Arzneistauden und säen nach deren Anwachsen eine Wiesengrasmischung aus. Die für die Wiese vorgestellten Heilpflanzen stehen nicht unter Naturschutz und können gesammelt werden. Das darf allerdings, auch wenn die Pflanze selbst nicht unter Naturschutz steht, niemals in einem Natur- oder Landschaftsschutzgebiet geschehen! Beim Ausgraben sollte darauf geachtet werden, daß genügend Erde um die Wurzel verbleibt. Es hält die Pflanze frisch und erleichtert das Anwachsen am neuen Standort. In einer feuchten Plastiktüte übersteht eine fachgerecht ausgegrabene Staude den Transport in der Regel. Schneiden Sie diese zurück, etwa eine Handbreit über dem Boden, und entnehmen Sie keine Pflanzen während ihrer Blütezeit.

LÖWENZAHN

Wir stellen eine Auswahl von Heilpflanzen vor, die auch dekorativ sind und Farbe in die Wiese bringen: Beinwell, Schafgarbe, Schlangenknöterich, Odermennig, Mädesüß, Tüpfel-Johanniskraut, Großer Wiesenknopf, Echtes Labkraut, Hornklee, Margerite und Wegwarte. Dazu kommen einige unauffällige, aber sehr wichtige Heilkräuter, wie Wiesenbocksbart, Breitwegerich, Spitzwegerich und der **LÖWENZAHN,** in der Schweiz als „Pfaffenröhrlein" bekannt, der sich bestimmt von alleine einfindet.

Auch bei den Wiesenbewohnern gibt es diese und jene. Die einen lieben es feuchter, die anderen trockener.

Auf kräftigem, nahrhaftem Boden, am Ufer von Gewässern, aber auch auf

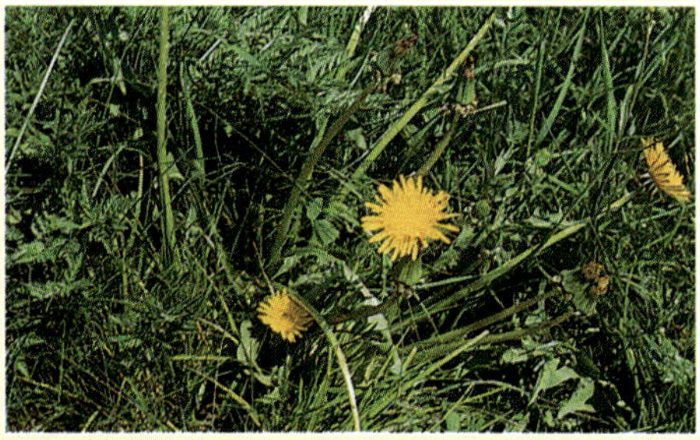
Löwenzahn

feuchten Wiesen gedeiht der **BEINWELL** *(Symphytum officinale),* den der Mensch schon in grauer Vorzeit in seinen Garten geholt hat.

Charakteristik: Die Pflanze ist staudig, gehört zu den *Boraginaceae* und kann bis zu 1 m groß und umfangreich werden. Eine Staude im Garten sollte genügen. Die Blätter werden bis zu 30 cm lang. Die zu einer Rispe zusammengefaßten Blüten sind röhrenförmige Glöckchen und können verschiedene Farben haben, von einem schmutzigen Weiß über lila Rosa bis zu einem dunklen Violett, Blütezeit ist Mai bis August.

BEINWELL

Verwendung: Bereits um 450 v.Chr. hat Herodot *Symphytum* als Heilmittel erwähnt. Der deutsche Name weist bereits auf die Bedeutung als Heilpflanze hin. Vom Beinwell werden sowohl die Wurzel als auch die Blätter und die blühenden Sproßspitzen für Heilzwecke verwendet. Die Blätter werden mit den blühenden Sproßspitzen von Juni bis August gesammelt. Die außen schwarze, innen weiße Wurzel (Milchwurz!) wird im Frühjahr vor der Blüte oder im Spätherbst ausgegraben, in 5 cm lange Stücke geschnitten, halbiert und an der Sonne getrocknet; Aufbewahrung in Glasgefäßen. Beinwell ist innerlich ein Mittel gegen Durchfall, äußerlich hilft es bei Entzündungen, Juckreiz, leichten Verbrennungen und rissiger Haut. Der Name „Beinwell“ meint das Heilmittel gegen krampfaderartige Geschwüre. Auch die Kosmetikindustrie nutzt diese vielseitige Arzneipflanze für Cremes und Lotionen, die eine reine und gesunde Haut bewirken sollen.

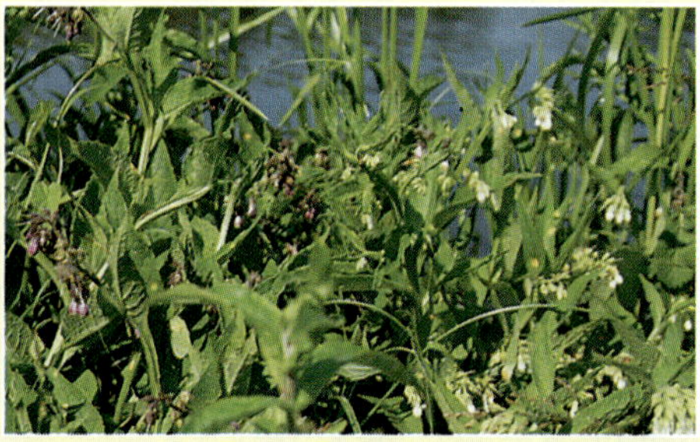
Beinwell

SCHLANGENKNÖTERICH

In näherer Umgebung zum Teich siedeln wir den **SCHLANGENKNÖTERICH** *(Polygonum bistorta)* an. Die ährenartigen, bis 9 cm langen Blütenstände in Rosa erfreuen von Mai bis Juli. Die Farbe kann variieren, von kräftig fleischfarben bis fast weiß, rosa angehaucht. Den deutschen Namen „Schlangenwurz“ hat die staudige Pflanze nach dem ziemlich dicken, schlangenartig gewundenen Wurzelstock, der sehr stärke- und gerbstoffhaltig ist und auch die Sammeldroge bildet.

Verwendung: Die Blätter können wie Spinat zubereitet und gegessen werden. Im Herbst wird der Wurzelstock ausgegraben und nach dem Waschen in Scheiben geschnitten und getrocknet. Ein Auszug (2 gehäufte Teelöffel auf ¼ l lauwarmes Wasser, unter gelegentlichem Umrühren mehrere Stunden ziehen lassen) dient für Waschungen, Mundspülungen und als Kompresse gegen Hämorrhoiden.

MÄDESÜSS

Das **MÄDESÜSS** *(Filipendula ulmaria),* auch „Spierstaude“ und „Wiesengeißbart“ genannt, gehört zu den Rosengewächsen (auch wenn es nicht so aussieht!)

und blüht von Juni bis August. Die Blüten bilden eine weit verzweigte endständige Rispe, weiß, manchmal grünlichweiß, und haben einen süßen, angenehmen Duft. Auch das Mädesüß besiedelt feuchten Boden in Wassernähe. Die Pflanze kann bis anderthalb Meter hoch werden und ist staudig.

Verwendung: Das Sammelgut sind hier der Wurzelstock und die Sproßspitzen, die vor dem Aufblühen geerntet werden. Sie werden zu Büscheln gebunden und im Schatten an einem luftigen Ort aufgehängt und getrocknet. Der Wurzelstock wird nach dem Waschen in 5 cm lange Stücke geschnitten, dicke Teile der Länge nach halbiert. Nach dem Trocknen in Papier- oder Stoffsäckchen aufbewahren. Die Anwendung ist innerlich und äußerlich. Mädesüß wirkt krampflösend, harn- und schweißtreibend und ist hilfreich bei Wassersucht, Ödemen, Fettsucht und Zellulitis.

GROSSER WIESENKNOPF

Eine sehr wichtige Heilpflanze ist der auf feuchten Wiesen wachsende **GROSSE WIESENKNOPF** *(Sanguisorba officinalis).* Auch er ist wie das Mädesüß ein Rosengewächs, dem man die Familienmitgliedschaft nicht so ohne weiteres ansieht. Der botanische Name setzt sich aus dem lateinischen „sanguis" (Blut) und „sorbere" (aufsaugen) zusammen, und „officinalis" weist auf seine medizinische Verwendung hin. Ein ziemlich kahler Stengel trägt im Juli bis September dunkel-braunrote Blütenstände, die beim ersten Hinsehen an jene des Schlangenknöterichs erinnern. Der Wiesenknopf ist eine Staude, die bis anderthalb Meter hoch werden kann.

Verwendung: Die wirksamen Teile sind die blühende Pflanze und die Wurzel. Die Blätter haben einen Geschmack, der an Gurken erinnert, und werden zum Würzen von Salaten verwendet. Schon in alten Zeiten wurde *Sanguisorba* zum Blutstillen benutzt, die Pflanze hat aber auch noch andere günstige Eigenschaften. Bei Hämorrhoiden soll ein Aufguß von 30 g der Pflanze auf 1 l siedendes Wasser (10 Min. ziehen lassen) hilfreich sein. Die frischgeschälte Wurzel auf eine Brandwunde gebracht, wirkt entzündungshemmend und beschleunigt die Heilung.

HORNKLEE

Dort, wo der Wiesenboden trockener wird, finden wir den zu den Schmetterlingsblütlern gehörenden **HORNKLEE** *(Lotus corniculatus),* der uns zwischen Mai und August mit kräftig gelben, mitunter rötlich überlaufenen Blüten erfreut. Der Name Hornklee kommt von dem Horn her, in das die Hülsenfrüchte der Pflanze auslaufen. Die Pflanze ist staudig, 15–30 cm hoch, eine gute Bienenweide und Futterpflanze für das Vieh.

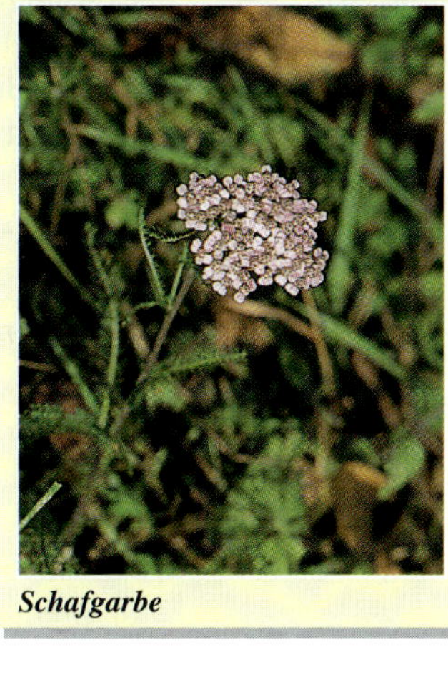
Schafgarbe

Verwendung: Das Sammelgut sind die Blüten, sie werden mit dem Stiel, der den Blütenstand trägt, geschnitten und im Schatten an einem luftigen Ort getrocknet, wobei sie des öfteren gewendet werden. Die Aufbewahrung soll in Glas- oder Porzellangefäßen geschehen, die an einem lichtgeschützten Ort gelagert werden. Angewendet werden die Blüten innerlich als Tee (1 g auf 100 ml Wasser) bei Angst- und Erschöpfungszuständen sowie äußerlich als Kompressen, Waschungen und Mundspülungen. Die Wirkung ist hier entzündungshemmend.

SCHAFGARBE

Weiße Farbe kommt mit der **SCHAFGARBE** *(Achillea millefolium)* in die Wiese, neben der Kamille wohl das bekannteste Heilkraut. Beide gehören zur Familie der Korbblütler. Unter den zahlreichen deutschen Bezeichnungen für die Schafgarbe gibt es die Namen „Bauchwehkraut" und „Blutstillkraut".

Charakteristik: Je nach Standort kann die Pflanze bis zu einem halben Meter hoch werden. Sie ist staudig, hat einen holzigen Wurzelstock, der unterirdische Ausläufer treibt, und stark zerteilte lanzettliche Blätter, die in sich nochmals gefiedert sind. Darauf weist die lateinische Bezeichnung „millefolium" (Tausendblatt) hin. Die Blüten bilden Köpfchen, die sich zu stark verzweigten endständigen Schirmrispen vereinigen. Am Rande der Köpfchen bilden sich Zungenblüten, die zumeist weiß sind, aber auch blaß bis intensiv rosa gefärbt sein können. Blütezeit ist Mai bis Oktober. Die Pflanze kommt in der Ebene wie im Gebirge vor, in den Alpen bis in 2.700 m.

Verwendung: Erntezeit ist Mai bis September, zu Beginn der Blüte. Gesammelt werden die blühenden Sproßspitzen, die unterhalb des Blütenstandes geschnitten werden. Aber auch die Blätter werden gebraucht. In jungem Zustand werden sie zu Salaten genommen. Die reifen Samen wurden in Säckchen verpackt in die Weinfässer gehängt, um den Wein haltbar zu machen. Bei Frauenleiden und Menstruationsbeschwerden wurde Schafgarbe angewandt, und ein altes Sprichwort sagt: *„Schafgarb im Leib tut wohl jedem Weib"*. Am wirksamsten ist Schafgarbe, wenn die oberirdische Pflanze frisch geerntet ausgepreßt wird. Zur Frühjahrskur soll der Saft (täglich 2–3 Teelöffel voll in warmem Wasser oder Brühe) getrunken werden. Er wirkt entschlackend und blutreinigend, z.B. gegen Akne. Als Tee (2 gehäufte Teelöffel Kraut auf $^1/_4$ l Wasser, 15 Min. ziehen lassen) trinkt man 2–3 Tassen mäßig warm.

MARGERITE

Eine andere typische Wiesenblume, auch zu den Korbblütlern gehörend, ist die **MARGERITE** *(Chrysanthemum leucanthemum* bzw. *Leucanthemum vulgare).* Die Pflanze, die auch den deutschen Namen „Wucherblume" führt, ist staudig, mit einem kurzen Wurzelstock. Sie bildet im Herbst Blattrosetten, aus denen sich im Frühling die Blütenstengel erheben. Von der Margerite gibt es Kulturformen, die sehr großblütig sind, bis zu 10 cm Blütendurchmesser, und auch gefüllte Sorten. Eine blühende Margeritenwiese ist ein herrlicher Anblick.

Verwendung: Von Mai bis Juli werden die Köpfchen zu Beginn der Blüte ohne Stiel geschnitten, im Schatten an einem luftigen Ort getrocknet und in Glas- oder Porzellangefäßen aufbewahrt. Der Tee (2 g auf 100 ml Wasser) wirkt hustenlindernd sowie krampflösend bei Darmkoliken und Menstruationsbeschwerden. Zum Gurgeln, für Mundspülungen und Waschungen werden 5 g auf 100 ml Wasser genommen, ebenso für Kompressen, die bei leichten Verbrennungen helfen und bei Abschürfungen Entzündungen verhindern. Als kosmetisches Mittel findet die Margerite ebenfalls Verwendung bei erweiterten Poren und unreiner Haut.

Mit dem **ODERMENNIG** *(Agrimonia eupatoria),* einem Rosengewächs, bringen wir wieder etwas Gelb in unsere Wiese. ODERMENNIG

Charakteristik: 30–100 cm hohe Staude mit kriechendem Wurzelstock, aus dem ein stark behaarter, gerader Stengel mit Fiederblättern wächst, der eine endständige Traube aus zahlreichen kleinen, leuchtend gelben Blüten bildet. Blütezeit: Juni bis August. Die Früchte sind klettenartig und bleiben bei leisester Berührung an Rock oder Hose hängen. In der Natur helfen Tiere, auf diese Weise die Pflanze zu verbreiten. Im Volksmund deuten die Namen „Bubenläuse" und „Leberklette" auf diese Eigenschaft hin. Vorkommen: von der Ebene bis in mittlere Gebirgslagen, in den Alpen bis in 900 m Höhe.

Verwendung: Zu Beginn der Blütezeit (kurz vor oder in der Blüte) werden die Sproßspitzen über dem Wurzelhals geschnitten und im Schatten getrocknet, dann in Glasbehältern aufbewahrt. Odermennig ist seit der Antike als Heilpflanze bekannt. Schon Dioskurides lobte „Eupatorios" als Wundheilmittel und Arznei gegen Lebererkrankungen. Das hat sich in der modernen Medizin bestätigt: Als funktionsregulierendes Mittel bei Leber- und Gallestörungen wird Odermennig häufig angewendet. Der Tee (2 Teelöffel auf ¼ l Wasser, 10 Min. ziehen lassen) wird zwei- bis dreimal täglich getrunken. Er wird aber auch äußerlich zum Gurgeln und zu Mundspülungen gebraucht; damit getränkte Kompressen helfen bei Verstauchungen und Prellungen. In vielen Kräutertees ist Odermennig als wichtiger Bestandteil enthalten.

Die nächsten Pflanzen bevorzugen trockeneren Boden. Es sind wichtige Heilkräuter, die schon seit alter Zeit in Gebrauch sind.

Das gelbblühende **ECHTE LABKRAUT** *(Galium verum)* gehört zu den *Rubiaceae* und ist mit dem Waldmeister verwandt. Der deutsche Name sagt uns, daß man die Pflanze zur Käseherstellung benutzt hat; Lab läßt die Milch gerinnen. Und auch im botanischen Namen wird darauf hingewiesen: „gala" ist griechisch und heißt Milch. Ein weiterer Hinweis liegt in der deutschen Familienbezeichnung Rötegewächse: das Echte Labkraut liefert roten Farbstoff aus den Wurzeln und gelben aus den Blüten, der z.B. dem Chesterkäse seine kräftige Farbe gibt und den typischen Geschmack verleiht. ECHTES LABKRAUT

Charakteristik: Die Pflanze ist staudig, 20–80 cm hoch und blüht von Juni bis September mit dichten aufrechten Rispen aus zahlreichen kleinen Einzelblüten, die einen starken Honigduft verströmen. Die Blätter bilden Quirle und sind sehr schmal, fast nadelartig.

Verwendung: Gesammelt werden die blühenden Sproßspitzen, die schnell an der Luft zu trocknen sind, da sonst die Wirkung verlorengeht. 2 gehäufte Teelöffel mit ¼ l kaltem Wasser ansetzen, zum Kochen bringen und 2 Min. kochen lassen, nach dem Abseihen sollen täglich 2–3 Tassen warm getrunken werden. Der Tee ist ein harntreibendes Mittel und wird gegen Nierenleiden angewandt. Äußerlich nimmt man ihn für feuchte Umschläge bei schwer heilenden Wunden.

TÜPFEL-JOHANNISKRAUT

Eine äußerst vielseitige Heilpflanze ist das **TÜPFEL-JOHANNISKRAUT** *(Hypericum perforatum)*, im Volksmund auch „Sonnwendkraut" genannt. Diese Namen erhielt es, weil es am Johannistag (24. Juni) bzw. zur Sommersonnenwende (22. Juni) blüht. Ein anderer Name ist „Hartheu" und sagt uns, daß der Bauer es nicht gern in der Wiese hatte. Das Vieh mochte kein Hartheu.

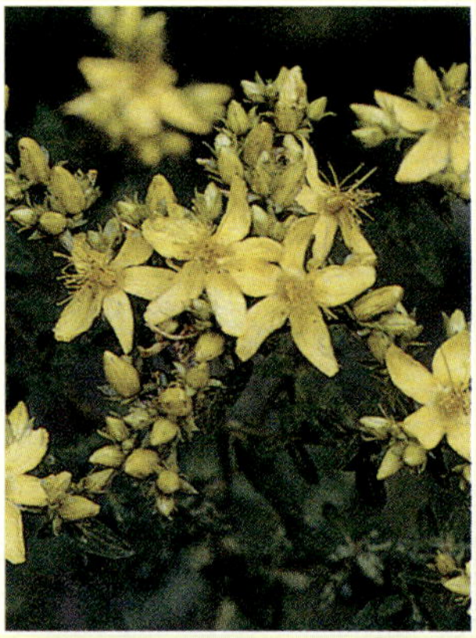

Tüpfel-Johanniskraut

Charakteristik: Die Pflanze kann bis zu 1 m hoch werden, ist staudig, der Blütenstand besteht aus zahlreichen goldgelben Blüten, die eine stark verzweigte Dolde bilden, Blütezeit: Juni/Juli. Die Blätter sind gegenständig, länglich-oval und, von unten gegen das Licht betrachtet, getüpfelt. Das sind die Öldrüsenbehälter, die das Blatt perforiert erscheinen lassen (deshalb das Wort *perforatum* im wissenschaftlichen Namen).

Verwendung: Johanniskraut wurde bereits in der Antike zur Wundheilung gebraucht, und Paracelsus lobte seine Heilwirkung. Die Eigenschaften sind vielfältig: antiseptisch, wundheilend, nervenstärkend und schlaffördernd. Es wird bei Verbrennungen und Hautgeschwüren eingesetzt, vor allem hilft es gegen leichte depressive Verstimmungen. Man sammelt das Kraut zur Blütezeit Mitte bis Ende Juni und läßt die Bündel im Schatten trocknen. Vom Tee (1–2 Teelöffel/Tasse) sollten 2–3 Tassen kurmäßig über mehrere Wochen getrunken werden; dabei ist aber folgendes unbedingt zu beachten: Das Johanniskraut ist – wie alle Pflanzen, die wir zu Heilzwecken benutzen – ein Arzneimittel. Seit kurzem wissen wir, daß es auf andere Arzneimittel, die gleichzeitig eingenommen werden, mit zum Teil schwerwiegenden Wechselwirkungen reagieren kann; hier ist unbedingt der Arzt zu konsultieren!
Johanniskraut darf nicht angewandt werden, wenn man noch andere Antidepressiva nimmt, da dann die Serotoninkonzentration im Gehirn zu sehr ansteigt, ferner darf es nicht angewandt werden bei Behandlung mit dem AIDS-Mittel Indinavir oder mit einem Mittel, das nach Organtransplantation die Abstoßungsreaktion unterdrücken soll, da unter Johanniskraut-Einfluß die Blutkonzentration dieser Mittel extrem erniedrigt wird. Überdies muß man während der Behandlung mit Johanniskraut direkte Sonne meiden, da das Kraut photosensibilisierend wirkt. Schließlich sei noch erwähnt, daß Johanniskraut auch Bestandteil von Kräuterlikören ist. Seine aromatischen und verdauungsfördernden Eigenschaften werden gerne für diverse Magenbitter genützt. Eine wichtige Darreichungsform ist das rubinrote Johanniskrautöl, das als „Rotöl" in Reformhäusern und Apotheken angeboten wird. Es dient gleichermaßen zum Einnehmen und Einreiben. Auch die Kosmetikindustrie verarbeitet *Hypericum*.

WEGWARTE

Die Farbe Blau fehlt uns noch in unserer Wiese. Dort, wo der Boden trockener ist, gedeiht auch die **WEGWARTE** *(Cichorium intybus).*

Charakteristik: Sie ist eine Staude, gehört zu den Korbblütlern, hat eine fleischige Pfahlwurzel und aufrechte, kantige, hohle Stengel. Verletzt man die Pflanze, zeigt sich, daß sie Milchsaft führt wie der Löwenzahn. Die Blätter bilden am Boden eine Rosette, aus der die Blütenstiele, die wechselseitig beblättert sind, steigen. Die Blütezeit ist von Juli bis September. Gewöhnlich blüht die Wegwarte blau, es gibt aber auch weißblühende Pflanzen.

Verwendung: Die Wegwarte ist eine alte Heil- und Kulturpflanze. Schon ein Papyrustext aus vorchristlicher Zeit erwähnt dieselbe, und sie ist auch von Dioskurides und Plinius d. Älteren beschrieben worden. Seit dem 16. Jahrhundert ist die Zichorienwurzel als Kaffee-Ersatz bekannt, die dazu geröstet wird und die man dem Gerstenkaffee als Bitterstoff zusetzt. Der deutsche Name „Kaffeekraut" deutet darauf hin. Friedrich der Große förderte den Zichorienanbau, und daher kommt die Bezeichnung „preußischer Kaffee". Medizinische Eigenschaften: appetitanregend und blutreinigend, fiebersenkend, die Gallensekretion fördernd, harntreibend und abführend. Gesammelt wird der oberirdische Teil ebenso wie die Wurzel. Beides wird in frischem wie getrocknetem Zustand angewendet, innerlich und äußerlich. Der Saft wird aus der frischen Wurzel oder der ganzen Pflanze gepreßt und in kleinen Portionen getrunken. Den Tee ($^1/_2$ Teelöffel geschnittene Wurzel oder 1 Teelöffel Kraut und Wurzel pro Tasse, 10 Min. ziehen lassen) trinkt man morgens auf nüchternen Magen. Äußerlich wird die gekochte Wurzel als Brei bei Hautrötungen angewendet; dabei soll eine Kompresse zwischen Haut und Brei gelegt werden.

Wir haben nun eine bunte Auswahl an Heilpflanzen für unsere Wiese zusammengestellt. Weitere Wiesenbewohner, die arzneilich gebraucht werden, sind anschließend aufgeführt. Zunächst zwei für die feuchten Bereiche, die anderen sind für alle Standorte geeignet.

Wiesenschaumkraut *Cardamine pratensis* *(Cruciferae)*	Ausdauernd, weißlich-lila Kreuzblüten im April/Mai. Wirkt bei Blutarmut, kräftigend, sedativ. Anwendung in frischem Zustand als Saft. Auch als Salat zu genießen.
Schlüsselblume *Primula veris* *(Primulaceae)*	Siehe S. 103 Junge Blätter auch als Salat.
Kriechender Günsel *Ajuga reptans* *(Labiatae)*	Staudig, ausläufertreibend, Blütezeit April/Mai, blau. Adstringierend, wundheilend, entzündungshemmend, blutstillend.
Wundklee	Ein- bis zweijährig, auch mehrjährig, blüht

Anthyllis vulneraria *(Leguminosae)*	gelb von April bis September. Blutstillend, entzündungshemmend, adstringierend.
Sauerampfer *Rumex acetosa* **Gartenampfer** *Rumex patientia* *(Polygonaceae)*	Beide ausdauernd, Blütezeit Mai bis Juli. Entzündungshemmend, darmregulierend, Vitamin-C-haltiges Skorbutmittel. Als Wildgemüse zu nutzen.
Hohlzahn *Galeopsis tetrahit* *(Labiatae)*	Einjährig, bis 50 cm hoch, rosa Blüten von Juli bis Oktober. Adstringierend, auswurffördernd, harntreibend. Innerliche und äußerliche Anwendung.
Wiesenbocksbart *Tragopogon pratensis* *(Compositae)*	Zweijährig, bis 70 cm hoch, gelb, Blütezeit Mai bis Juli, Pusteblume. Die Wurzel ist ein Gemüse für Diabetiker, sie enthält Inulin. Darauf beziehen sich die deutschen Namen „Habermark" und „Haferwurzel".

Heckenbildende Sträucher und in ihrem Schatten gedeihende Pflanzen

Wenn der Garten durch Sträucher oder Bäume zum Nachbargrundstück oder zur Straße abgegrenzt ist, so daß unter den Gehölzen ein schattiger oder halbschattiger Bereich entsteht, haben wir hier die Möglichkeit, einige Heilpflanzen anzusiedeln. Das geht von schattenliebenden Bodendeckern zu staudigen Waldrandbewohnern und ein- und zweijährigen Kräutern.

Nehmen wir uns zuerst die Schattenpflanzen vor. Ihre bodendeckende Eigenschaft verhindert das Aufkommen von Unkräutern. Ein weiterer Vorteil für den Garten ist, daß einige der vorgestellten Pflanzen auch wintergrün sind.

KLEINES IMMERGRÜN

Das **KLEINE IMMERGRÜN** *(Vinca minor)* ist bekannt als unempfindliche, pflegeleichte Friedhofspflanze. Längst nicht so bekannt ist, daß *Vinca minor* seit Jahrhunderten als Heilpflanze verwendet wird. Das Immergrün gehört zur Familie der *Apocynaceae,* auf deutsch Hundsgiftgewächse, in der sehr giftige Vertreter wie † Oleander und † *Strophanthus* zu finden sind. Auch sie sind wichtige Arzneipflanzen.

Charakteristik: Wie alle Arten der Pflanzenfamilie enthält das Immergrün Milchsaft. Es entwickelt zwei unterschiedliche Stengel: die fertilen sind aufrecht, bis 30 cm hoch, und an ihnen stehen die Blüten einzeln in den Achseln der oberen Blätter. Die sterilen Stengel kriechen am Boden entlang, machen

Wurzeln an den Blattknoten und können über 60 cm lang werden. Die Blüte besitzt einen trichterförmigen Kelch mit einer fünfzipfligen, flach ausgebreiteten Krone und ist meistens blau. Es gibt auch weiße, violette und rötliche Varietäten. Blütezeit: März bis Mai.

Verwendung: Der Arzt und Naturforscher Georg Bauer (1494–1555), der seinen Namen den Gepflogenheiten der Zeit entsprechend ins Lateinische übersetzte und sich Agricola nannte, empfahl Immergrün als Mittel gegen Angina, und ein anderer berühmter Zeitgenosse, der italienische Arzt und Botaniker P. A. Mattioli (1500–1577), rühmte es als Mittel gegen Nasenbluten. In der modernen Medizin ist es eine wichtige, zuverlässige Arznei bei zu hohem Blutdruck, weil das Alkaloid Vincamin gefäßerweiternd wirkt. Das Sammelgut sind die Blätter, die von Juni bis August gepflückt werden. Sie sollen im Schatten getrocknet und in Papier- oder Stoffsäckchen aufbewahrt werden. Innerlich als Tee (3 g auf 100 ml Wasser) bei Bluthochdruck und äußerlich für entzündungshemmende Waschungen oder Kompressen bei Furunkeln.

HASELWURZ

Ein anderer immergrüner Bodendecker für schattige Stellen ist *Asarum europaeum,* die **HASELWURZ.** Andere deutsche Bezeichnungen sind „Brechwurz" und „Pfefferwurz" (das in der Pflanze enthaltene Asaron erzeugt ein pfefferiges Brennen auf der Zunge).

Charakteristik: *Asarum* gehört zur Familie der *Aristolochiaceae,* der Osterluzeigewächse. Es gedeiht in Mitteleuropa in Laub- und Mischwäldern, vorwiegend auf kalkhaltigen Böden. Der Wurzelstock ist kriechend, halb unterirdisch und an den Spitzen kurz aufsteigend. Die Blätter sind nierenförmig, glänzend, und die Stengel behaart. Die einzelnen Blüten sitzen auf kurzen Stielen unter dem Blattwerk und sind innen dunkelbraun gefärbt. Sie sind glöckchenförmig, dreizipfelig und haben beim Zerreiben einen scharfen arttypischen Geruch.

Verwendung: Schon bei Dioskurides hat die Pflanze den Namen „Asaron", vielleicht eine Ableitung von „ase", d.i. Ekel, wegen der brechreizerregenden Wirkung. Asaron heißt auch der in dem ätherischen Öl der Pflanze enthaltene Wirkstoff, der die Nasenschleimhäute angreift und Niesreiz erzeugt. Außerdem ist die Haselwurz auswurffördernd und abführend. Die Blätter werden im Sommer gesammelt. Wichtig zu wissen ist: *Asarum* ist giftig! Beim Trocknen geht diese Giftigkeit teilweise verloren, aber zur Selbstmedikation sollte die Pflanze nicht benutzt werden.

† EFEU

Als dritte immergrüne bodendeckende Heilpflanze sei der **† EFEU** *(Hedera helix)* genannt. Er ist ein Araliengewächs und ein Gehölz, auch wenn man ihn meist nur in krautigem Zustand kennt. Er kann sehr alt werden – es gibt dickstämmige, über vierhundert Jahre alte Exemplare.

Charakteristik: Dem jungen Bodendecker mit seinen pfeilspitzenähnlichen Blättern gegenüber ändert der an Bäumen oder Mauern bis 20 m hoch kletternde blühfähige alte Efeu seine Blattform. Die Blätter sind nicht mehr gelappt,

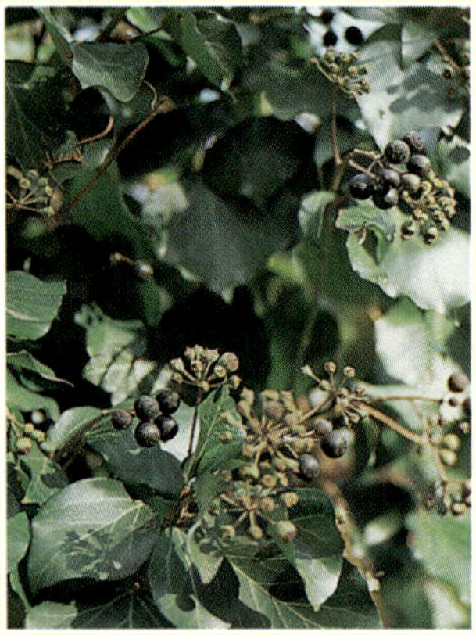

Efeu

sondern rundlich, eiförmig bis lanzettlich und ganzrandig. Jetzt sind die Blätter auch rund um den Sproß angeordnet. An solchen Trieben bilden sich halbkugelförmige Blütendolden mit gelblichgrünen Blüten im September/Oktober, die reichlich Insekten anlocken. Die Früchte sind blauschwarze Beeren, die an Blaubeeren erinnern und auch deren Größe haben. Efeubeeren sind aber giftig! Efeu finden wir in Laubwäldern und an Felsen auf nährstoffreichen Lehmböden von der Ebene bis in mittlere Gebirgslagen, in den Alpen bis in 1.200 m.

Verwendung: In der Antike war Efeu eine heilige Pflanze und neben der Weinrebe Attribut der Götter Dionysos und Bacchus. In der modernen Medizin weiß man, daß er das Wachstum von krankheitserregenden Mikroorganismen hemmt. Andere medizinische Eigenschaften: krampflösend und antineuralgisch bei Nervenentzündungen und rheumatischen Schmerzen. Das Sammelgut sind die Schößlinge und jungen Blätter, die man im August/September ohne Stiel schneidet und im Schatten trocknet. Sie werden in Papier- oder Stoffsäckchen aufbewahrt. Anwendung als Tee (1 gehäufter Teelöffel auf 1/4 l Wasser, 10 Min. ziehen lassen), damit werden Kompressen getränkt und 1 Stunde lang auf die schmerzende Stelle gelegt, er dient auch als Badewasserzusatz.

Für die gleiche Lage, allerdings nicht wintergrün, eignen sich drei andere sehr schöne Bodendecker: das **MAIGLÖCKCHEN,** der **WALDMEISTER** und der **BÄRLAUCH.** Alle drei haben ungefähr die gleiche Blütezeit (April/Mai) und auch die gleiche Blütenfarbe Weiß. Maiglöckchen und Bärlauch gehören zu den Liliengewächsen, der Waldmeister ist ein Rötegewächs *(Rubiaceae).*

† MAIGLÖCKCHEN

Das **† MAIGLÖCKCHEN** *(Convallaria majalis)* ist eine Giftpflanze und kommt daher für eine Selbstmedikation nicht in Frage. Die „Lilie der Täler" *(Lilium convallium),* wie das Maiglöckchen im 15. Jahrhundert oft genannt wurde, hatte damals einen festen Platz in der christlichen Ikonographie. Es war ein Symbol kommender Freude und erschien auf Darstellungen der Geburt Christi – dort meist bei Maria – oder des Jüngsten Gerichts – dort zu Füßen der Seligen.

Charakteristik: Das allbekannte Maiglöckchen ist eine bis zu 30 cm hohe Staude mit unterirdisch kriechendem Wurzelstock und zwei breit-lanzettlichen Blättern. Die glockenförmigen weißen Blüten stehen in einer langgestielten einseitswendigen Traube, Blütezeit: Mai/Juni. Die Früchte sind rot. Wir finden die Pflanze in Eichen- und Buchenwäldern von der Ebene bis zum Gebirge, in den Alpen bis in 1.900 m. Die Art steht unter Naturschutz.

BÄRLAUCH
WALDMEISTER

Verwendung: Das Maiglöckchen wurde im 15. Jahrhundert eine echte Bereicherung des Arzneimittelschatzes, allerdings mehr in der Hand des Arztes, weniger in der Volksmedizin. Es kam vor allem gegen Beschwerden zum Einsatz, die – wie wir heute wissen – mit ungenügender Herztätigkeit zusammenhängen. Nach Otto Brunfels (1480–1534) *„stercket [es] das hyrn, die synne* *und das hertz"*, man gebrauchte es gegen Wassersucht, Kopfschmerzen und Schwindel. Die herzwirksamen Glykoside des Maiglöckchens sind auch heute noch wertvoll, aber nur in der Hand des Arztes, denn die Inhaltsstoffe, die sich in allen Teilen der Pflanze befinden, sind tödlich giftig! Die standardisierten Glykoside, die dem Strophanthin ähneln, werden vor allem bei einer Digitalis-Unverträglichkeit eingesetzt. Getrocknete und pulverisierte Blüten reizen stark zum Niesen und sind Bestandteil vom Schnupftabak.

Im Gegensatz zum stark giftigen Maiglöckchen ist der **Bärlauch** *(Allium ursinum)* ein vorzügliches Wildgemüse. Auch in der Wuchsform unterscheiden sich die beiden Liliengewächse.

Charakteristik: Der Bärlauch hat im Gegensatz zum Maiglöckchen keinen unterirdisch kriechenden Wurzelstock, sondern Zwiebeln, die eine längliche Form haben und im Frühjahr zwei Blätter und den Blütenstiel treiben. Der Stiel trägt an der Spitze eine Blütendolde mit bis zu 20 sternförmigen weißen Blüten. Dort, wo wir ihn im Wald finden, bedeckt er meist große Flächen. Die Pflanze verströmt beim Zerreiben einen intensiven Knoblauchgeruch.

Verwendung: Gesammelt werden die Zwiebel und der oberirdische Teil der Pflanze. Die Zwiebel wird im März ausgegraben, halbiert und an der Sonne getrocknet, die Blätter und Stengel werden zur Blütezeit gesammelt und in dünner Schicht an einem luftigen Ort zum Trocknen ausgebreitet. Das Sammelgut wird in Papier- oder Stoffsäckchen aufbewahrt. Bärlauch hilft vor allem bei chronischen Hautausschlägen, außerdem wirkt er harntreibend und regt die Gallensekretion an. Als Gemüse kann *Allium ursinum* wie Lauch gegessen werden.

Waldmeister *(Galium odoratum)* ist als Zutat für die Maibowle allgemein bekannt, aber oft genug wurde eine mit viel Vorfreude angesetzte Bowle zum negativen Geschmackserlebnis, wenn nämlich der Aromabringer in frischem Zustand in das Glas getan wurde. Das Sträußchen Waldmeister muß erst welken, ehe es sein Aroma entfaltet. In der Likörindustrie wird Waldmeister zur Herstellung von Magenbittern und Kräuterschnäpsen verwendet, und in der Gaststätte gibt er den grünen „Schuß" zur berühmten „Berliner Weiße".

Charakteristik: *Galium odoratum,* mit anderem botanischem Namen *Asperula odorata,* wächst in Laub- und Mischwäldern, besonders bei Buchenbestand. Die Pflanze hat einen kriechenden, verzweigten Wurzelstock, aus dem bis zu 30 cm hohe Stengel wachsen. An den Knoten der Stengel stehen 6–9 lanzettliche Blätter in

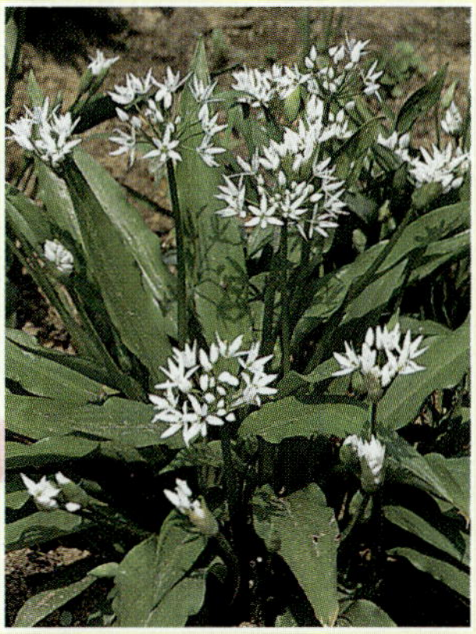

Bärlauch

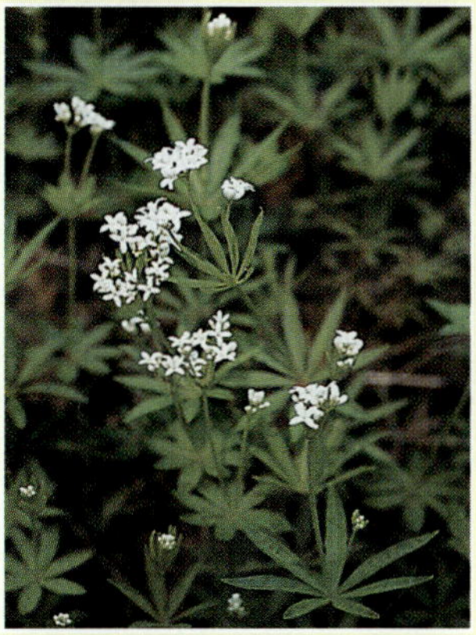

Waldmeister

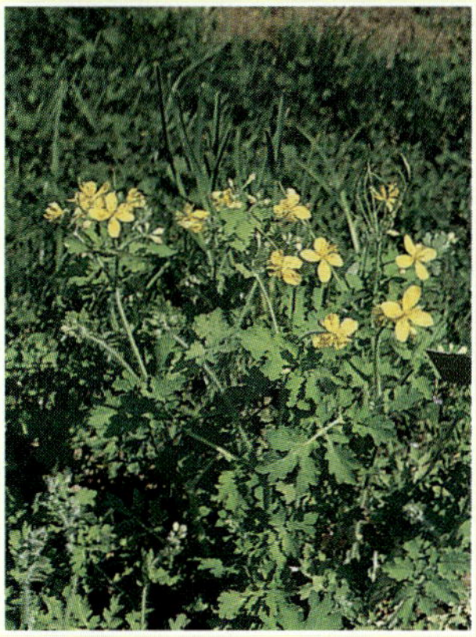

Schöllkraut

Quirlen. Von April an zeigen sich die kleinen vierzipfligen Blüten in endständigen Scheindolden.

Verwendung: Gesammelt wird der oberirdische Teil der Pflanze unmittelbar vor oder zu Beginn der Blüte. Die Stiele werden einige cm über dem Boden geschnitten und an einem gut gelüfteten Ort im Schatten getrocknet. Zur Aufbewahrung sollten Glasgefäße verwendet werden. Am wirksamsten ist die Verwendung in frischem Zustand. Ein Breiumschlag aus frischen zerstoßenen Blättern, auf die Stirne gelegt, ist bei Kopfschmerzen empfehlenswert. Innerlich wirkt ein Tee (1 gehäufter Teelöffel auf $^1/_4$ l Wasser) krampflösend, man trinkt davon täglich 2–3 Tassen. Getrockneter Waldmeister, in einem Duftsäckchen im Wäscheschrank aufbewahrt, sorgt für angenehmen Geruch und hält Motten fern.

Alle beschriebenen Bodendecker sind staudig und winterhart. An den Waldrand gehören auch die drei folgenden Arten. Gelb, rot und weiß setzen sie Farbtupfer vor die Gehölze. Auch diese Pflanzen stehen in der Natur in größerer Zahl dicht beieinander.

SCHÖLLKRAUT

Gelb blüht das **SCHÖLLKRAUT** *(Chelidonium majus),* das zur Familie der Mohngewächse gehört. Wie es in der Familie üblich ist, enthält auch das Schöllkraut Milchsaft, aber im Gegensatz zum Mohn, bei dem der Saft weiß ist, ist er hier gelb. Da man den Saft gegen Warzen angewandt hat, nennt auch ein anderer deutscher Name die Pflanze „Warzenkraut". Den botanischen Namen *Chelidonium* leiten einige Autoren vom griechischen Wort „kelido" ab, was „beflecken" heißt (der Milchsaft hinterläßt braune Flecken), andere beziehen ihn auf das griechische „chelidon", das „Schwalbe" bedeutet (nach Plinius d. Älteren blüht die Pflanze bei Ankunft der Schwalben und welkt bei deren Abzug).

Charakteristik: Das Schöllkraut liebt stickstoffreichen Boden. Es besiedelt gerne Schuttplätze und kommt im Umkreis menschlicher Siedlungen von der Ebene bis in mittlere Gebirgslagen vor. Je nach Standort kann es bis zu 1 m hoch werden, es ist ausdauernd und vermehrt sich stark durch Selbstaussaat. Die Blätter sind fiederspaltig bis gefiedert, die gelben Blüten stehen in lockeren Dolden, Blütezeit ist von April bis September. Für den Gartenfreund sei noch erwähnt, daß es auch eine gefüllt blühende Form gibt.

Verwendung: Die ganze Pflanze ist giftig und soll nicht ohne ärztliche Verordnung angewendet werden. Medizinische Eigenschaften: abführend, blutdrucksenkend, krampflösend und die Gallensekretion anregend. In der Volksmedizin wurden mit dem Milchsaft Warzen entfernt.

SCHMALBLÄTTRIGES WEIDENRÖSCHEN

Im Wald als Wegbegleiter und besonders gern auf Kahlschlägen finden wir das **SCHMALBLÄTTRIGE WEIDENRÖSCHEN** *(Epilobium angustifolium).* Vom Juni bis in den Oktober hinein leuchten die rosa bis purpurroten, langen, aufrechten Blütenstände. Dort, wo es günstige Bedingungen vorfindet, ist es ein starker Wucherer. Sein weit kriechender Wurzelstock läßt es in kurzer Zeit große

Flächen besiedeln. Hinzu kommt, daß alle *Epilobium*-Arten sich durch Samen verbreiten, die mit Fallschirmchen versehen sind und dadurch weit verweht werden. Im Garten müssen wir darauf achten und die abgeblühten Blütenstände vor dem Aufbrechen der Samenkapseln entfernen. Die Weidenröschen gehören zur Familie der Nachtkerzengewächse *(Onagraceae)*. Das Schmalblättrige Weidenröschen kann über anderthalb Meter hoch werden.

Verwendung: Gesammelt werden die Wurzeln im Frühjahr oder Herbst. Sie werden nach dem Waschen in 5 cm lange Stücke geschnitten und an der Sonne oder an einem geheizten Ort getrocknet. Zu Beginn der Blüte werden auch die Blüten und Blätter gesammelt, sie werden im Schatten auf Papier getrocknet, wobei sie häufig gewendet werden sollten. Das Sammelgut wird in Papier- oder Stoffsäckchen aufbewahrt. Eigenschaften: wundreinigend und entzündungshemmend. Ein Tee (2 gehäufte Teelöffel auf $^1/_4$ l Wasser, 15 Min. ziehen lassen) dient zum Gurgeln, für Waschungen sowie zum Tränken von Kompressen, welche auf die betroffenen Körperstellen aufgelegt werden.

KLEINBLÜTIGES WEIDENRÖSCHEN

Längst nicht so ansehnlich wie *Epilobium angustifolium* ist das **KLEINBLÜTIGE WEIDENRÖSCHEN** *(Epilobium parviflorum)*. Diese unauffällige Pflanze wird in der Volksheilkunde seit alters her bei Prostatabeschwerden angewendet. Man erntet das blühende Kraut im Juni bis August und trocknet es gebündelt in der Sonne oder an einem luftigen Ort. Den Tee (2 gehäufte Teelöffel/Tasse) läßt man 10–15 Min. ziehen und trinkt 2–3 Tassen warm und schluckweise über längere Zeit. Aber auch hier gilt: der Arzt muß eine ernste Erkrankung ausschließen!

KNOBLAUCHSRAUKE

Die **KNOBLAUCHSRAUKE** *(Alliaria petiolata)* bringt weiße Farbe an Stellen, wo sonst kaum etwas blüht. Sie macht ihrem Namen alle Ehre. Auch andere deutsche Bezeichnungen wie „Lauchhederich" und „Lauchkraut" weisen auf den starken Geruch hin, den die Pflanze verströmt, wenn die Blätter gerieben werden.

Charakteristik: *Alliaria* ist ein-, zwei-, manchmal auch mehrjährig. Durch Selbstaussaat erscheint sie jedes Jahr an den gleichen Stellen. Sie zählt zu den Kreuzblütlern und kann bei kräftigem Boden über 1 m hoch werden. Die Blätter sind herzförmig, gezähnt, die unteren lang gestielt. Etwa 1 cm große weiße Blüten in endständigen Blütenständen, Blütezeit: April bis Juni. Frucht: eine aufrechte, bis 4 cm lange Schote. Die Pflanze kommt von der Ebene bis in höhere Mittelgebirgslagen vor, fehlt aber in den Alpen. Auf nährstoffarmem Untergrund bildet sie Mickerformen aus.

Verwendung: Die Knoblauchsrauke war sowohl als Würze als auch als Salatgemüse in Gebrauch, und die Samenkörner wurden wie schwarzer Senf verwendet. Medizinische Eigenschaften: auswurffördernd und hilfreich bei Asthma. Ihre antiseptische Wirkung wird äußerlich und innerlich genutzt. Gesammelt wird die ganze Pflanze ohne die Wurzel. Die Anwendung erfolgt nur in frischem Zustand, da beim Trocknen die Wirkung verlorengeht. Innerlich wirkt ein

VOGELBEERE

EBERESCHE

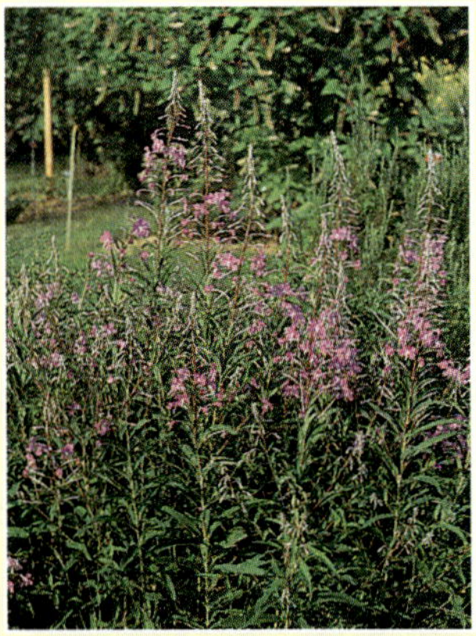

Schmalblättriges Weidenröschen

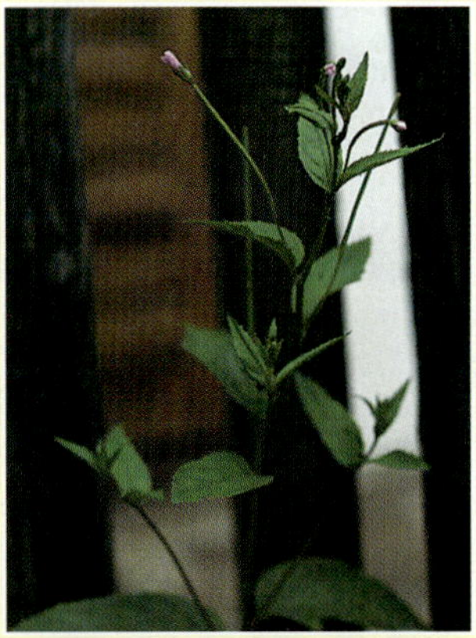

Kleinblütiges Weidenröschen

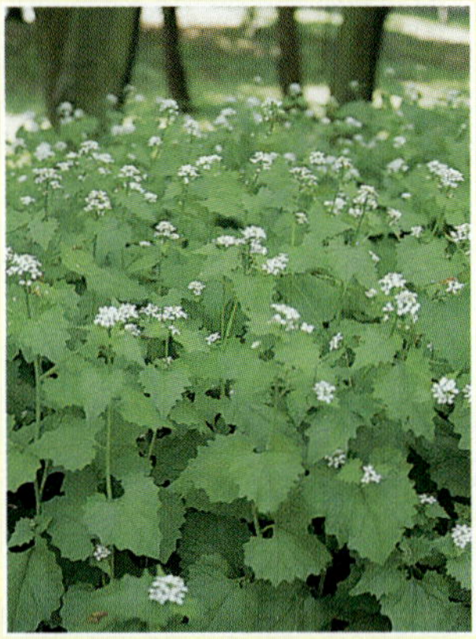

Knoblauchsrauke

Tee (3 g auf 100 ml Wasser), davon 2 kleine Tassen pro Tag getrunken, bei Bronchialkatarrh. Zur äußerlichen Anwendung nimmt man für den Tee 5 g auf 100 ml Wasser. Er dient zur Reinigung von eitrigen Wunden, mit dem Tee getränkte Kompressen fördern die Heilung von Verletzungen und schwärenden Frostbeulen.

Mit den Gehölzen zur Einfassung des Grundstücks können auch eine ganze Anzahl von Heilpflanzen in den Garten geholt werden, die einen schönen Blütenschmuck mitbringen. Dazu kommen eine bunte Herbstfärbung und Früchte, die zum Teil noch im Winter an den Zweigen haften und den Vögeln Nahrung bieten. Einige Gehölze, auf die diese Eigenschaften zutreffen, sollen hier vorgestellt werden.

Die **VOGELBEERE** *(Sorbus aucuparia),* auch als **EBERESCHE** bekannt, zählt zur Familie der Rosengewächse.

Charakteristik: Strauch oder Baum mit lockerer Krone, Blätter unpaarig gefiedert, Blüten weiß, mit unangenehmem Geruch, in Rispen, Blütezeit: Mai bis Juli, Früchte kugelig, scharlachrot bis orange. Vorkommen: auf Waldschlägen und felsigen Hängen bis oberhalb der Waldgrenze, in den Alpen bis in 1.980 m Höhe.

Verwendung: Medizinische Eigenschaften: diätetisch, adstringierend, entzündungshemmend und schmerzstillend. Die Früchte werden im Herbst gesammelt, in der Sonne getrocknet und in Glas- oder Porzellangefäßen aufbewahrt. Die Anwendung ist innerlich und äußerlich. Als Tee (1 Eßlöffel auf ¼ l Wasser, 10 Min. ziehen lassen) trinkt man mehrmals 1 Tasse gegen Magenverstimmung und Durchfall. Er eignet sich auch zum Waschen bei Entzündungen der Haut sowie zum Gurgeln bei Halsentzündungen. Aus frischen Früchten gepreßter Saft wirkt adstringierend auf den Darm, bei Bedarf 50–80 g am Tag. Aus den Früchten der Eßbaren oder **MÄHRISCHEN EBERESCHE** *(Sorbus aucuparia* var. *edulis)* lassen sich vorzügliche Marmeladen und Gelees machen. Sie hat größere und süßere Früchte als die Vogelbeere und ist wie diese reich an Vitamin C.

Von den einheimischen Sträuchern blüht die **SCHLEHE** *(Prunus spinosa),* auch Schwarzdorn genannt, am frühesten. Zur näheren Verwandtschaft dieses Rosengewächses gehören Pflaume, Kirsche, Aprikose, Pfirsich und Mandel, also das gesamte Steinobst, das häufig in die gleiche Gattung *Prunus* gestellt wird. Alle diese Gehölze besitzen Heilkräfte und sind nicht bloß Obstlieferanten.

Charakteristik: Die Schlehe ist ein dorniger Strauch, der 3 m und mehr erreichen kann. Durch ihren sparrigen, verzweigten Wuchs ist eine Schlehenhecke undurchdringlich. Dadurch wieder bietet sie zahlreichen Vögeln Nistmöglichkeiten. Wie bei den meisten

Prunus-Arten blüht die Schlehe vor dem Austreiben der Blätter. Blüten weiß, mit zahlreichen Staubblättern, Blütezeit: April/Mai. Frucht: eine blaue, bereifte Steinfrucht.

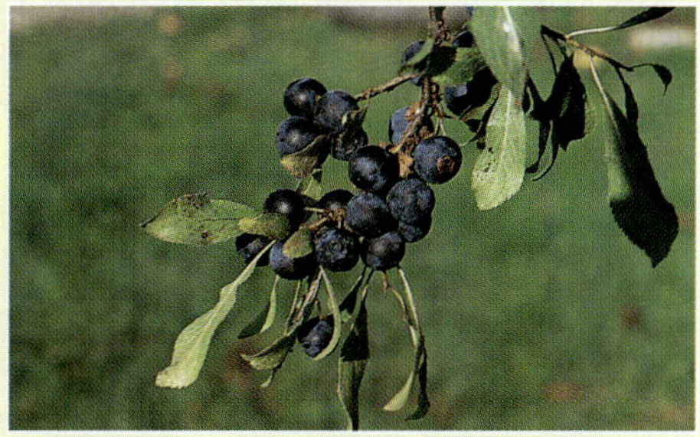

Schlehe

Verwendung: Die runden, schwarzblauen Früchte sind sehr gerbstoffhaltig und werden erst nach den ersten Nachtfrösten genießbar. Aus ihnen läßt sich ein wohlschmeckender Saft und Likör zubereiten. Das Sammelgut sind die Blüten und die Rinde, die seit alters her als fiebersenkende Arznei gebraucht wird. Die Blüten werden als abführendes, verdauungsförderndes Mittel in der Volksmedizin verwendet. Durch ihren Gehalt an Blausäureglykosiden haben sie einen Bittermandelgeschmack. Alle Schlehendrogen sollten nur nach ärztlichem Rat angewendet werden! SCHLEHE

KORNELKIRSCHE

Ungefähr gleichzeitig mit dem Schwarzdorn blüht die **KORNELKIRSCHE** *(Cornus mas),* die, botanisch betrachtet, gar keine Kirsche ist, wenn auch die Frucht in Farbe und Form an eine länglich geratene Kirsche erinnert. Sie gehört zu den Hartriegelgewächsen *(Cornaceae)* und wird der Blütenfarbe wegen auch Gelber Hartriegel genannt. Der Strauch kam aus Südwestasien nach Europa und wurde als Ziergehölz in Parks und Gärten angepflanzt. Heute ist er in den milderen Gegenden Europas zu Hause.

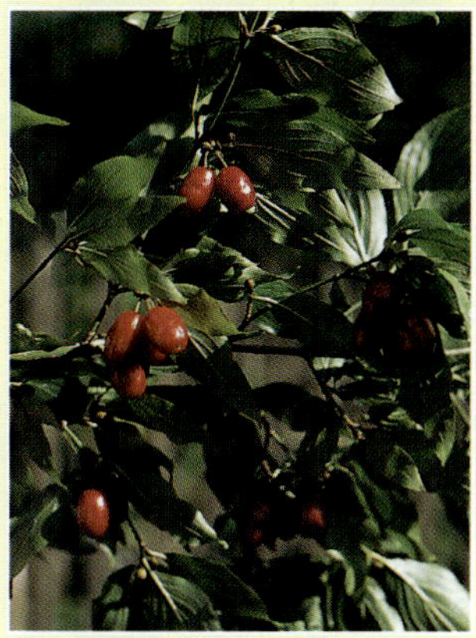

Kornelkirsche

Charakteristik: Bis 5 (–10) m hoher Strauch oder kleiner Baum. Die goldgelben, in Dolden stehenden Blüten erscheinen vor dem Laubaustrieb im Februar bis April. Die scharlachroten, leicht glänzenden Steinfrüchte reifen im Juli/August. Die in Kalkgebieten wachsende Pflanze ist in Norddeutschland selten.

Verwendung: Die reifen Früchte werden für Marmeladen und Fruchtgelees verwendet, aber auch medizinisch sind die Früchte von Nutzen, da sie durchfallhemmend wirken. Als Marmelade verabreicht, werden sie besonders gern von Kindern genommen. 1 Teil Früchte ohne Stein und 2 Teile Zucker werden mindestens eine halbe Stunde lang gekocht und dann in Gläser gefüllt. Auch die Rinde der Kornelkirsche gehört zum Sammelgut. Nachdem die Blätter abgefallen sind, wird die Rinde von den abgeschnittenen Zweigen geschält und in 5–10 cm lange Stücke geteilt, dann an der Sonne getrocknet und in Papier- oder Stoffsäckchen aufbewahrt. Sie wirkt adstringierend und fiebersenkend. 2 g werden mit 100 ml Wasser aufgekocht, man trinkt davon täglich 2–3 kleine Tassen.

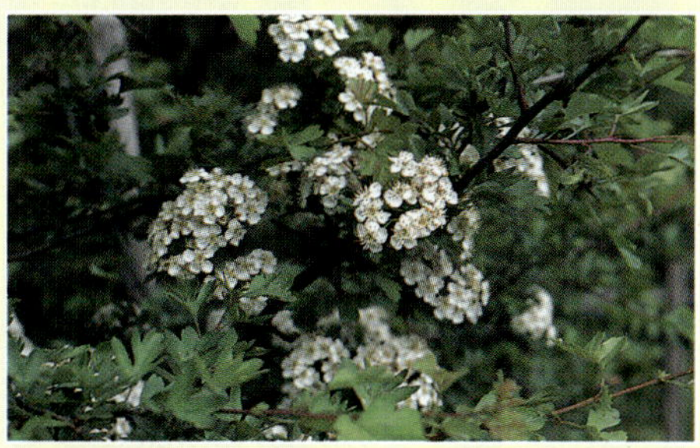

Weißdorn

ROTER HARTRIEGEL

Der **ROTE HARTRIEGEL** *(Cornus sanguinea)* blüht zwar weiß und hat schwarzblaue Früchte (die kleiner sind als die der Kornelkirsche), aber seine Zweige haben die rötlichbraune Farbe, die ihm den Namen gegeben hat.

Verwendung: Auch beim Roten Hartriegel sind die Früchte und die Rinde das Sammelgut. Erstere sind aber nicht eßbar, sie werden im Ofen bei mäßiger Hitze getrocknet und bei Entzündungen im Mund- und Halsbereich zu Spülungen verwendet (3 g werden mit 100 ml Wasser aufgekocht). Die Rinde wird genauso behandelt wie bei der Kornelkirsche. Sie wirkt adstringierend auf das Zahnfleisch, man gurgelt oder spült mit einer Abkochung aus 4 g auf 100 ml Wasser.

WEISSDORN

Im Mai und Juni blüht der **WEISSDORN,** auch als Hagedorn bekannt (Eingriffliger Weißdorn, *Crataegus monogyna,* und Zweigriffliger Weißdorn, *Crataegus laevigata,* früher *Crataegus oxyacantha* genannt). Er gehört zu den Rosengewächsen. Da beide Arten dieselben medizinischen Eigenschaften haben, sind uns beide gleich wertvoll und im Garten willkommen. Die alte Artbezeichnung *oxyacantha* kommt aus dem Griechischen und setzt sich aus „oxys“ (spitz) und „akantha“ (Stachel oder Dorn) zusammen und charakterisiert den als Baum oder Strauch vorkommenden Weißdorn sehr gut. Er hat ein rötliches, sehr hartes Holz und kann sehr alt werden, über 500 Jahre. Drechsler verarbeiteten das Holz sehr gern zu Spazierstöcken, aber auch Werkzeugstiele und Dreschflegel wurden aus Weißdorn hergestellt.

Charakteristik: Bis 5 m hohe Sträucher oder kleine Bäume mit bis zu 2 cm langen scharfen Dornen und gelappten Blättern. Die weißen Blüten mit roten Staubbeuteln stehen in aufrechten Blütenständen an den Zweigspitzen. Sie verbreiten einen unangenehmen, an Aas erinnernden Geruch, der Fliegen und Käfer zur Bestäubung anlockt. Die roten Früchte sind als Mehlbeeren bekannt und wurden an die Schweine verfüttert. Die eingrifflige Art hat ganzrandige Nebenblätter und einen Griffel, die zweigrifflige Art dagegen gesägte Nebenblätter und 2–3 Griffel. Beide Arten kommen von der Ebene bis in mittlere Gebirgslagen vor, in den Alpen bis in etwa 1.000 m.

Verwendung: Medizinisch ist *Crataegus* ein wichtiges Herz- und Kreislaufmittel und eine der bestuntersuchten und von der heutigen Medizin anerkannten Arzneipflanzen. In mehr als hundert Fertigarzneimitteln ist *Crataegus* verarbeitet. Er steigert die Durchblutung von Herzmuskel und Herzkranzgefäßen und fördert die Kontraktionsfähigkeit des Herzens, so daß er bei leichten Herzbeschwerden durchaus sinnvoll eingesetzt werden kann. Zudem sind bei ihm – im Gegensatz zu den Glykosidpflanzen – nach geringer Überdosierung kaum Nebenwirkungen zu befürchten. Die Blüten sollen im Knospenzustand gepflückt und im Schatten getrocknet werden, man bewahrt die Drogen in gut schließenden Behältern auf. Da sie ihre Wirkstoffe bald einbüßen, muß jedes Jahr neu gesammelt werden. Den Tee (1 Teelöffel/Tasse) läßt man 15 Min. ziehen und trinkt 2–3 Tassen mit Honig gesüßt. Bei Entzündungen von Mundschleimhaut und Zahnfleisch dient eine Abkochung aus Rinde und Früchten als Gurgel- und Spülmittel. Die Rinde der grünen Zweige wird im Februar geerntet und an der Sonne getrocknet, die Früchte erntet man im August/September vor der endgültigen Reife und trocknet sie im Backofen bei niedriger Temperatur.

FLIEDER

Der **FLIEDER** wird besungen und bedichtet und ist als Blütenstrauch allgemein bekannt. Längst nicht so bekannt ist, daß er auch eine Heilpflanze ist. Damit aber keine Verwechslungen aufkommen: Wenn von Fliedertee oder gar Fliederbeersuppe die Rede ist, dann ist der Holunder gemeint (von ihm wird gleich noch gesprochen). Unser **FLIEDER** *(Syringa vulgaris)* gehört zu den Ölbaumgewächsen. Seine eigentliche Heimat ist auf dem Balkan, von wo er sich aber über Europa ausgebreitet hat. An den Boden stellt er keine besonderen Ansprüche.

Verwendung: Medizinischen Wert haben beim Flieder Blätter, Blüten und Rinde. Letztere wirkt fiebersenkend und hat früher bei Malaria als Chininersatz gedient. Die Blüten sollen unmittelbar vor dem Aufblühen gesammelt werden, dann werden sie 20 Tage lang in Olivenöl eingelegt. Nach dem Abseihen wird das Öl in dunkle Glasflaschen gefüllt und an kühler, dunkler Stelle aufbewahrt. Es dient als Mittel gegen Rheuma und Gelenkschmerzen und wird in die betroffenen Körperstellen einmassiert. Die ohne Stiel im Juni/Juli gesammelten Blätter werden im Schatten getrocknet. Ein Tee aus ihnen wird bei Rheumatismus angewandt (3 g auf 100 ml Wasser), man trinkt davon 1–2 kleine Tassen bei Bedarf. Die Rinde wird im Februar/März, solange der Strauch noch kahl ist, von den Zweigen geschält und getrocknet. Rinde und Blätter in Papier- oder Stoffsäckchen aufbewahren. Auch für die Kosmetikindustrie ist der Flieder wertvoll. Aus den Blüten wird eine Essenz gewonnen, die Parfüms und Seifen ein blumiges Bouquet beschert.

LIGUSTER

Ganz nahe verwandt mit dem Flieder ist der **LIGUSTER** *(Ligustrum vulgare),* deutsche Bezeichnung: Rainweide, und weil in unserer Sprache so viele Amerikanismen gebräuchlich geworden sind, sei gesagt, mit Regen hat die Bezeichnung nichts zu tun, wohl aber mit dem fast vergessenen Begriff „Feldrain", dem unbewirtschafteten Stückchen Land entlang eines Ackers oder einer Wiese. Auch andere deutsche Pflanzennamen wie Rainfarn erinnern daran und deuten an, wo sich diese Gewächse ansiedeln. Bekannt ist der Liguster in erster Linie als Heckenpflanze, und weil die Hecke in der Regel geschoren wird, bevor die neuen Triebe zur Blüte kommen, haben die meisten Menschen noch keinen Liguster blühen sehen.

Charakteristik: Wenn der Strauch seiner Natur entsprechend wachsen kann, wird er bis zu 3 m hoch, im Juni/Juli blüht er weiß mit süßem Duft, und die Ähnlichkeit mit dem Flieder ist jetzt unübersehbar. Die Früchte sind schwarze Beeren. Die dünnen, elastischen Zweige wurden zur Korbherstellung verwendet.

Verwendung: Beim Liguster werden Blätter, Blüten und Rinde gesammelt und wie beim Flieder getrocknet. Sind die Blütenstände trocken, werden die Blüten herausgeschüttelt. Rinde und Blätter werden in Papier- oder Stoffsäckchen, die Blüten in Glas- oder Porzellangefäßen aufbewahrt. Die Anwendung erfolgt äußerlich. Eigenschaften: adstringierend und entzündungshemmend. Blätter und Blüten nimmt man zum Gurgeln und Mundspülen bei Schleimhautentzündungen in Mund und Rachen (5 g auf 100 ml kaltes Wasser, abkochen), die Rinde (3 g auf 100 ml kaltes Wasser, abkochen) zum Tränken von Kompressen bei Hautrötungen.

† STECHPALME

So wie es unter den Nadelbäumen Ausnahmen gibt, die ihre Nadeln im Herbst abwerfen, gibt es in unseren Breiten Laubbäume, die ihre Blätter behalten. Zu ihnen gehört *Ilex aquifolium,* die **† STECHPALME,** aus der Familie der *Aquifoliaceae.* Die Gattung *Ilex* ist mit über 400 Arten weltweit verbreitet. Es gibt Arten mit stachligen und solche mit glatten Blättern sowie weißgrüne Kulturformen.

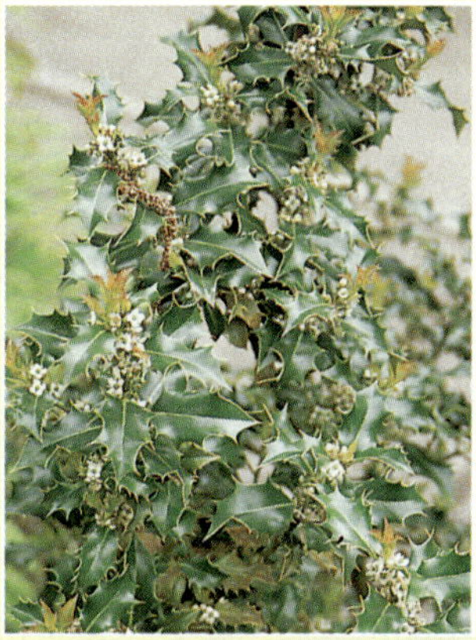

Stechpalme

Charakteristik: *Ilex aquifolium* ist ein immergrüner Strauch oder kleiner Baum mit ledrigen, dornig gezähnten Blättern. Blüten klein, weißlich, Blütezeit: Mai/Juni. Vorkommen: in Wäldern und Gebüschen, in den Alpen bin in 1.800 m Höhe. Wildwachsend ist die Stechpalme sehr selten geworden und steht unter Naturschutz. Ihrer leuchtend roten Beeren und der glänzenden Blätter wegen wird sie gern zu Dekorationszwecken verwendet und als immergrüner Busch auf Friedhöfen gepflanzt. In England ist die Holly zu Weihnachten nicht wegzudenken. Die Beeren sind giftig, führen zu Übelkeit und Erbrechen, Kinder sind durch Verzehr der Beeren schon zu Tode gekommen.

Verwendung: Heilkräftig sind Blätter und Rinde. Die Blätter erntet man nach der Blütezeit, von Juli bis September, die Rinde das ganze Jahr hindurch. Die Blätter werden im Schatten, die Rinde an der Sonne getrocknet, die Aufbewahrung erfolgt in Papier- oder Stoffsäckchen. Medizinische Eigenschaften: antiarthritisch, antirheumatisch, harntreibend, hustenstillend, fiebersenkend und krampflösend. Die Anwendung ist innerlich und äußerlich. Als Fiebermittel setzt man 3 g Rinde auf 100 ml Wasser kalt an und kocht auf, davon trinkt man täglich 2–3 kleine Tassen. Im Volksglauben galten die stachellosen Blätter als Mittel gegen Gelbsucht, die stachligen Blätter dagegen – similia similibus – als Mittel gegen Seitenstechen. Ein naher Verwandter der Stechpalme, die in Südamerika beheimatete *Ilex paraguariensis,* liefert den auch in Europa bekannten Mate-Tee.

HOLUNDER

Auf den **HOLUNDER** *(Sambucus nigra),* der zu den Geißblattgewächsen oder *Caprifoliaceae* gehört, haben wir schon kurz hingewiesen; wo es um Heilpflanzen geht, darf er nicht fehlen. Er war bereits den Steinzeitmenschen bekannt, den Germanen war er heilig, die alten Griechen und Römer nützten ihn, und in Märchen und Liedern kommt der Hollerbusch ebenso immer wieder vor. Es rankt sich viel Aberglaube um ihn, so glaubte man, der Holunder ziehe gute Hausgeister an, und pflanzte den Strauch an Haus, Stall und Scheune. Ein alter deutscher Name für ihn ist Flieder, und wenn Hans Sachs in Wagners Oper „Die Meistersinger" singt „Was duftet doch der Flieder", dann meint er den Holunder, denn *Syringa* war zu der Zeit, in der die Oper spielt, bei uns noch gar nicht eingebürgert. Als *Syringa vulgaris* bei uns heimisch wurde, ging der Name Flieder im Hochdeutschen auf sie über (im Niederdeutschen übrigens nicht; niederländisch heißt *Sambucus* immer noch Flieder).

Charakteristik: Bis 7 m hoher Strauch oder Baum, Äste mit reinweißem Mark. Blüten klein, gelblichweiß, in dichten Schirmrispen, Blütezeit: Mai bis August. Früchte klein, glänzend schwarzviolett mit blutrotem, stark färbendem Saft, in überhängenden Fruchtständen. Vorkommen: Ebene bis mittlere Gebirgslagen, in den Alpen bis in 1.600 m.

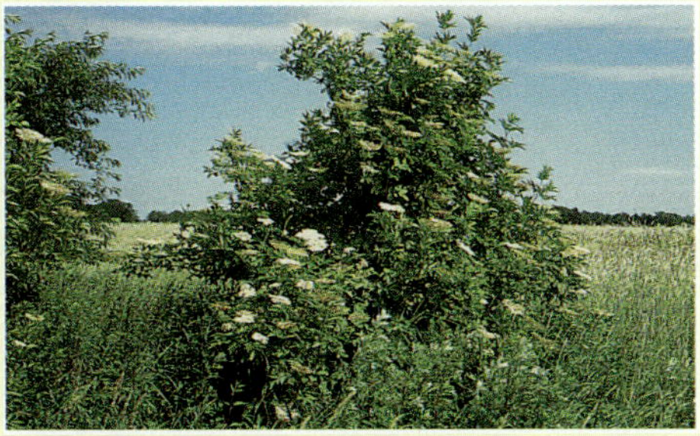

Holunder

Verwendung: Sein Gebrauch in der Heilkunde ist vielfältig. Zur Anwendung kommen die Blüten, wenn sie voll aufgeblüht sind, und die reifen Früchte in frischem, die Blüten außerdem in getrocknetem Zustand. Sie werden im Juni/Juli gesammelt. Man läßt die Blütenstände gebündelt oder ausgebreitet trocknen, rebelt dann die Blüten ab und läßt sie nachtrocknen (wichtig!). Medizinische Eigenschaften: abführend, antirheumatisch, blutreinigend, harn- und schweißtreibend. Für einen Tee bei fieberhafter Erkältung nimmt man 2 Teelöffel/Tasse, läßt ihn 10 Min. ziehen und trinkt ihn sehr warm.

Aber nicht nur arzneilich, auch als Saft und Mus aus den reifen Beeren trägt Holunder zum menschlichen Wohlbefinden bei. Aus den Blüten wird ein erfrischendes Getränk bereitet, das als Hollersekt bekannt ist, und die Likörindustrie verwendet Holunderblüten zur Aromatisierung. In Teig ausgebacken, sind die frischen Blüten eine wohlschmeckende Süßspeise.

Zu den Gehölzen, die sich in einer lichten Hecke wohl fühlen, wie beispielsweise in den in Schleswig-Holstein zur Landschaft gehörenden Knicks, zählt der **HASELSTRAUCH;** aber vielleicht sollte der Begriff „Knick" erklärt werden, mit den genannten Sträuchern haben wir gerade einen in unseren Garten geholt. Es sind Hecken, die Feldwege begleiten und Felder voneinander trennen. Dadurch wird der Wind gebrochen und kann bei Trockenheit die Ackerkrume nicht verwehen. Ungefähr alle sechs Jahre wird die Hecke geknickt, d.h. eine Handbreit über dem Boden abgeholzt. Das ist eine Winterarbeit. Im Frühjahr treiben die Sträucher wieder aus und in kurzer Zeit ist ein neuer Knick gewachsen. So wird er immer wieder verjüngt und kann dabei uralt werden.

HASELNUSS

Die **HASELNUSS** *(Corylus avellana)* ist ein fester Bestandteil solcher Hecken und wie schon der Holunder seit der Steinzeit ein Nützling des Menschen. Bei

den alten Römern hieß der Haselstrauch „corylus" oder „corulus", manche leiten das Wort vom griechischen „korys" (Maske, Helm) ab, denn wie eine Maske umhüllt der aus Hochblättern gebildete Fruchtbecher die Nuß. Der Haselstrauch gehört zu den Birkengewächsen, den *Betulaceae*. Die Züchtung hat eine Anzahl von Varietäten, wie Bluthasel, Trauerhasel und Korkenzieherformen, hervorgebracht.
Die Hasel hat ein weiches, nicht sehr haltbares Holz, welches zu Holzkohle verarbeitet wird. Seiner Weichheit wegen eignet es sich besonders gut als Zeichenkohle. Im Aberglauben spielte der Haselbusch ebenso eine große Rolle. Er sollte vor Blitzschlag schützen und wurde deshalb in Hausnähe gepflanzt. Auch die Wünschelrute wurde aus dem Haselzweig geschnitten.

Charakteristik: Bis 7 m hoher, vielstämmiger Strauch oder kleiner Baum. Männliche Kätzchen gelb, einzeln oder zu mehreren, weibliche Blütenstände einzeln, grünlichbraun, mit weit herausragenden rotvioletten Narben, Blütezeit: Februar bis April. Die Nüsse, die aus der charakteristischen Fruchthülle (Cupula) herausragen, sind ab September reif.

Verwendung: Die heilsamen Eigenschaften der Hasel wurden schon von Dioskurides erwähnt, und Hildegard von Bingen empfahl die Haselnuß zur Heilung von Impotenz. Ein Rezept, das längst durch andere ersetzt worden ist, stammt von dem berühmten italienischen Arzt Mattioli (Verfasser eines weit verbreiteten Kräuterbuches im 16. Jahrhundert): Die zerstoßene Haselnuß, mit Bärenfett vermischt, ergibt ein gutes Haarwuchsmittel. Heute weiß man um die medizinischen Eigenschaften, v.a. die adstringierende, blutreinigende, blutstillende, entzündungshemmende und fiebersenkende Wirkung. Gesammelt werden die jungen Blätter kurz nach dem Laubaustrieb, die Rinde junger Zweige und die Kätzchen, wenn sie noch nicht stäuben. Blätter und Kätzchen werden im Schatten, die Rinde in der Sonne getrocknet. Aufbewahrung in Papier- oder Stoffsäckchen. Blätter und Kätzchen werden innerlich und äußerlich angewendet. Man trinkt den Tee von 1 Eßlöffel/Tasse (15 Min. kochen lassen) über den Tag verteilt. Die Rinde wird rein äußerlich als adstringierendes Mittel in Form von Kompressen auf die Venen aufgelegt. Dazu werden 5 g Rinde mit 100 ml Wasser kalt angesetzt und abgekocht.

Pflanzen für das Alpinum oder den Steingarten

Nun haben wir eine Wiese mit Gehölzen umgeben, Schattenpflanzen und Bodendecker angesiedelt, einen Teich zum Biotop gemacht und wenden uns jetzt einem Alpinum oder Steingarten zu.
Dieser sollte seinen Platz an der sonnigsten Stelle des Gartens bekommen. Wir haben hinter dem Teich einen Hügel vom Aushub, den wir zu einem Terrassenbeet mit Trockenmauern gestalten oder nach Belieben mit Feldsteinen in

ein Alpinum verwandeln können – jeder nach seinem Geschmack. Für den Steingarten bringen wir eine Pflanzenauswahl zusammen, die nicht nur heilkräftig, sondern auch dekorativ ist. Etwas sollte noch klargestellt werden: Wir legen keinen botanischen Garten im wissenschaftlichen Sinne an. Dann müßte nach Kalk- und Urgesteinsflora unterschieden werden, weil viele Pflanzen an bestimmte Mineralien gebunden sind. Was hier Alpinum genannt wird, ist der Platz für Pflanzen, die Sonne und Licht brauchen und die im Garten vereint zusammen harmonieren, ob sie nun am Strand, auf der Heide oder im Gebirge zu Hause sind. Auch frostempfindliche Exoten, wie Aloe oder Feigenkaktus, können in der warmen Jahreszeit mit ihren Töpfen im Steingarten eingesenkt werden. Für einjährige Heilkräuter, die an Ackerrändern oder auf Brachen gedeihen, ist der Steingarten ebenfalls der bestmögliche Standort. Einmal angesiedelt, sorgen sie durch Selbstaussaat für ihre jährliche Wiederkehr. Hochgebirgspflanzen halten sich im Flachland nur schlecht. Bei den in den Steingarten gesetzten Pflanzen muß auf eine gute Drainage geachtet werden, da sie alle gegen Staunässe empfindlich sind.

Auch ein paar kleine Gehölze können hier gepflanzt werden. Die vorgeschlagenen Arten sind wintergrün, bleiben verhältnismäßig niedrig, und in der **SCHNEEHEIDE** haben wir sogar einen Winterblüher. *Erica carnea* oder *Erica herbacea* ist ihr botanischer Name, ihre Heimat sind die Alpen und das Alpenvorland, und sie bevorzugt kalk- und silikathaltige Böden. Die Züchtung hat eine Reihe von Sorten hervorgebracht, die hauptsächlich für Grab- und Balkonbepflanzungen dienen. SCHNEEHEIDE

Verwendung: Gesammelt werden die blühenden Sproßspitzen, die im Schatten auf einem Papier oder Tuch getrocknet werden, Aufbewahrung in Stoffsäckchen. Medizinischen Eigenschaften: adstringierend, harn- und schweißtreibend, außerdem fördert Erika die Ausscheidung von Schlackestoffen. Dieselben Eigenschaften hat die **BESENHEIDE** *(Calluna vulgaris),* die im Volksmund ebenfalls Erika genannt wird. Harntreibend ist ein Tee von 2 g auf 100 ml Wasser, davon 2–3 kleine Tassen im Laufe des Tages trinken. BESENHEIDE

So bekannt wie uns die Erika ist, so fremd ist uns das **MEERTRÄUBEL,** ein sonderbarer kleiner Strauch, der anscheinend blattlos ist. Sein botanischer Name ist *Ephedra distachya,* und mit vierzig Arten bildet *Ephedra* die einzige Gattung in der Familie der *Ephedraceae,* die in die Verwandtschaft der Nadelgehölze gehört. MEERTRÄUBEL

Charakteristik: Die Blätter sind zu Schuppen zurückgebildet und sitzen an den Knoten der Stengel. Diese verästeln sich von der Basis an und erinnern an Schachtelhalm. *Ephedra distachya* hat nur männliche oder nur weibliche Blüten, sie kommen als Knäuel aus den Stengelknoten der oberen Triebe, und dann erinnert so ein Blütenstiel an einen blühenden Binsenstengel. Die weiblichen Blüten bilden rote Beeren aus, in denen je zwei ovale dunkelbraune Samen enthalten sind, Blütezeit: März/April. Zu Hause ist dieser kleine immergrüne

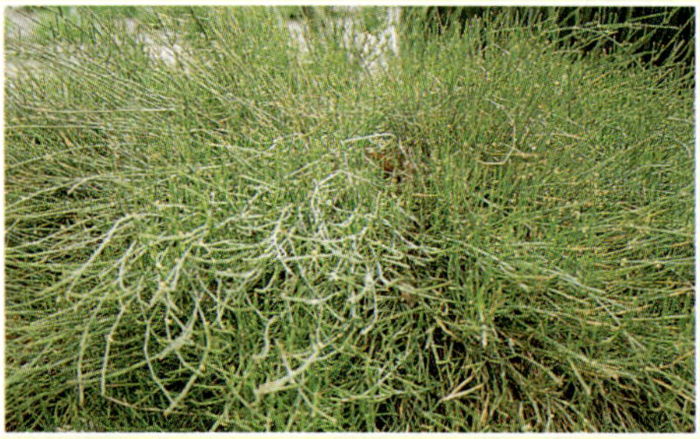

Meerträubel

Strauch in den südlichen und westlichen Alpentälern sowie im Mittelmeergebiet, wo er trockene, sandige und felsige Standorte besiedelt.

Verwendung: *Ephedra* ist ein uraltes Heilmittel, nachweislich schon vor Jahrtausenden von den Chinesen angewendet. Sein Wirkstoff Ephedrin hat einen festen Platz in der heutigen Medizin und ist häufig Bestandteil von Hustensäften, da es krampflösend (spasmolytisch) wirkt. Außerdem wirkt es auf Herz und Kreislauf (blutdruckerhöhend) sowie auf das Hormonsystem. Es ist auch die Basis vieler Appetitzügler und starker Weckamine wie Pervitin. *Ephedra* sollte nur nach ärztlicher Verordnung und nicht zur Selbstmedikation angewendet werden.

Bärentraube

Ein anderer wintergrüner Zwergstrauch aus der Heidekrautfamilie und dazu eine wichtige Heilpflanze ist die **Bärentraube** *(Arctostaphylos uva-ursi).*

Charakteristik: Immergrüner teppichbildender Strauch mit bis zu 1½ m langen niederliegenden Ästen, die oftmals wieder einwurzeln. Blätter ledrig, ähnlich denen der Preiselbeere. Blüten krugförmig, weiß mit rötlichen Zipfeln, in kleinen endständigen Trauben. Blütezeit je nach Lage zwischen April und Juli. Früchte: rote Beeren, die wie Preiselbeeren aussehen, aber nicht schmecken. Vorkommen: in lichten, trockenen Nadelwäldern, Latschengebüschen und Zwergstrauchheiden, in den Alpen zwischen 1.500 und 2.500 m Höhe. Die Art steht unter Naturschutz.

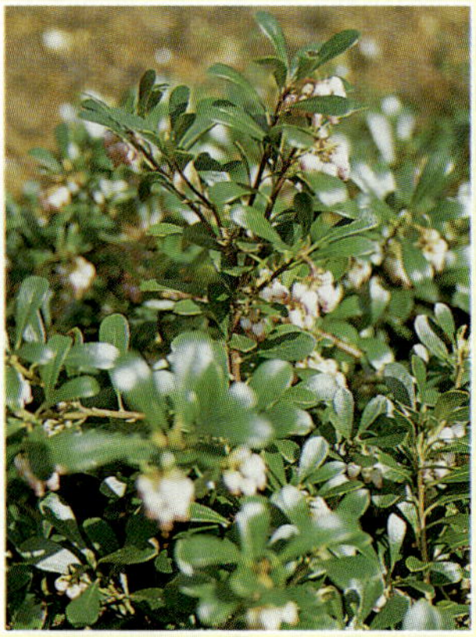

Bärentraube

Verwendung: Bärentraube ist in erster Linie ein Heilmittel bei Blasen- und Harnleiterentzündungen, das bereits seit dem Mittelalter bekannt ist. Die Blätter, die eine ganze Reihe von Wirkstoffen enthalten, werden im Spätsommer und Herbst gesammelt und im Schatten oder in der Sonne getrocknet. 1 Teelöffel pro Tasse wird fein zerschnitten in kaltem Wasser angesetzt, 6–12 Stunden stehen gelassen, dann abgeseiht. Man trinkt täglich 2–4 Tassen trinkwarm, wobei man ¼ Teelöffel Natron pro Tasse zugibt, um den Harn alkalisch zu machen. Das Ansetzen in kaltem Wasser ist notwendig, da die in den Blättern enthaltenen Gerbstoffe beim Überbrühen frei würden und der Tee dadurch ungenießbar würde. Durch die hohe Konzentration an Gerbstoffen, die eine Reizung der Magenschleimhaut verursachen können, ist auch nur eine kurze Behandlungszeit angezeigt. Es ist aber noch etwas zu beachten: Wird Bärentraubentee getrunken, darf kein saures Obst, Sauerkraut oder ähnliches gegessen werden, da der Tee nur im alkalischen Milieu wirkt und nicht im sauren. In diesem Fall kann er Übelkeit und Erbrechen hervorrufen. In Skandinavien wurde der Gerbsäuregehalt der Bärentraube zum Gerben von Häuten genützt; und noch ein Kuriosum: die Blätter wurden dem Tabak beigemischt.

Silberwurz
Mauerpfeffer

Zwischen die Steine auf den Hügel gesetzt, machen sich die kleinen immergrünen Gehölze gut. Ein weiteres niedriges bodendeckendes Gehölz ist eine echte Hochgebirgspflanze: die **SILBERWURZ** *(Dryas octopetala).* Sie ist ein Relikt aus der Eiszeit.

Charakteristik: *Dryas octopetala* hat grüne, ledrige, an der Unterseite weiß befilzte Blätter. Die großen weißen Blüten mit gewöhnlich acht Kronblättern erinnern an Anemonen (Blütezeit: Mai bis August), und die Samen sind mit Grannenhaaren versehen, die der Wind verbreitet und die von Tieren in ihrem Fell verschleppt werden. *Dryas* gehört zur Familie der Rosengewächse. Sie kommt in den Gebirgen bis in etwa 3.000 m Höhe vor und ist in Lagen unter 1.000 m selten. Die Pflanze kann über hundert Jahre alt werden. Sie zählt zu den geschützten Pflanzen, und wer sie in seinem Garten ansiedeln möchte, soll sie im Handel erwerben.

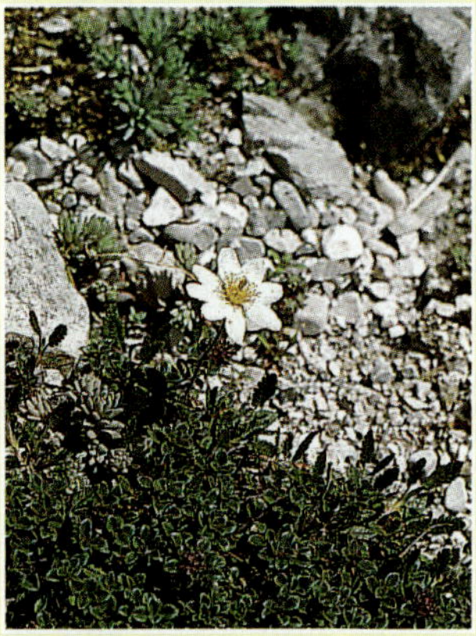

Silberwurz

Verwendung: Die wirksamen Teile sind die Blätter. Heilende Eigenschaften: adstringierend, tonisch und verdauungsfördernd. Sie sind im Schweizertee enthalten, der sich besonders bei der Behandlung von Koliken bewährt hat.

Nach den Gehölzen wollen wir uns den **„FETTHENNEN“,** den *Crassulaceae,* zu deutsch Dickblattgewächse, zuwenden. Diese Familie umfaßt 30 Gattungen mit 1.400 Arten, und die Gattung *Sedum* ist mit 500 Arten die umfangreichste. Allen gemeinsam sind die dickfleischigen Blätter, man bezeichnet solche Pflanzen – auch wenn sie aus anderen Familien stammen – als Blattsukkulenten. Von den aufgeführten sukkulenten Pflanzen sind *Sempervivum tectorum, Sedum acre* und *Sedum reflexum* besonders geeignet, Ritzen, Spalten und Fugen im Gestein zu besetzen. *Sedum telephium* eignet sich eher für offene Stellen, und *Portulaca oleracea* wird sich ganz schnell dort ansiedeln, wo es ihm am besten behagt.

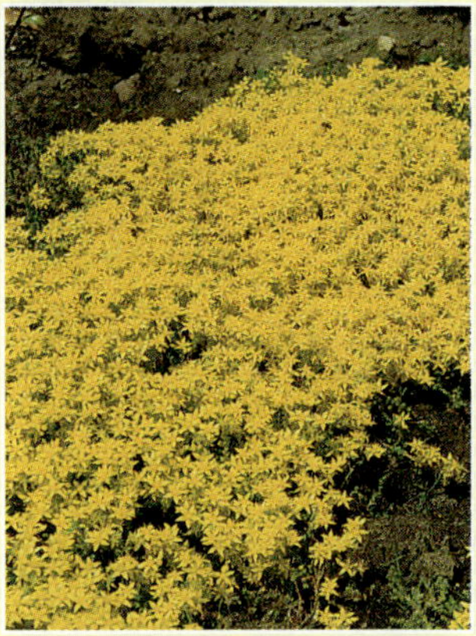

Mauerpfeffer

Die **SCHARFE FETTHENNE** *(Sedum acre)* ist unter dem Namen **MAUERPFEFFER** allgemein bekannt. Andere deutsche Bezeichnungen sind „Vogelbrot“ und „Warzenkraut“.

Charakteristik: In der Natur finden wir *Sedum acre* häufig an Bahndämmen, in Kiesgruben, an sandigen Wegen, überall dort, wo es trockenen, durchlässigen Boden in sonniger Lage gibt. Es wird bis zu 15 cm hoch und bildet dichte Rasen, die von Ende Mai bis zum Juli leuchtend gelb blühen. Die Pflanze ist ausdauernd und sehr widerstandsfähig gegen Trockenheit.

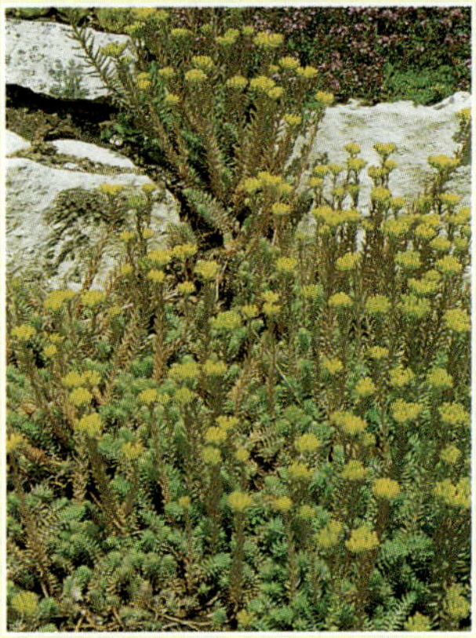

Gelbe Fetthenne

Verwendung: Der Name „Warzenkraut“ weist bereits auf sein Anwendungsgebiet in der Volksmedizin hin. Überdies wurde *Sedum acre* zum Aufweichen von Hornhaut, zur Behandlung von

Brandwunden und sogar als Mittel gegen Epilepsie eingesetzt. In der Antike fand Mauerpfeffer als Schlafmittel Verwendung. Moderne Untersuchungen bestätigen diese Indikation und empfehlen ihn als leichtes Beruhigungsmittel und zur Senkung des Blutdrucks. Der krautige Teil der Pflanze wird von April bis Juli gesammelt, indem man ihn dicht über dem Boden abschneidet. Bei 40–50° wird das Sammelgut im Backofen getrocknet und in Glas- oder Tongefäßen aufbewahrt. Die Anwendung erfolgt äußerlich, z.B. bei der Behandlung von Hühneraugen. Von einer innerlichen Anwendung (auch als Gewürz) ist abzuraten, da eine ungenaue Dosierung zu ernsten Magenbeschwerden führen kann.

GELBE FETTHENNE

Dagegen ist eine andere *Sedum*-Art – *Sedum reflexum,* die **GELBE FETTHENNE** – sehr gut als Gewürz für Salate und Fleisch geeignet. Eine andere Bezeichnung, die aber auch für den Weißen Mauerpfeffer *(Sedum album)* gebräuchlich ist, ist Tripmadam. Der Geschmack von *Sedum reflexum* ist säuerlich, die Pflanze ist ein immergrünes rasenbildendes Dickblattgewächs mit doldenartigen gelben Blüten, Blütezeit: Juni bis August.

GROSSE FETTHENNE

Die **GROSSE FETTHENNE** *(Sedum telephium),* auch Donnerbart genannt, ist ein weiterer Vertreter der Dickblattgewächse.

Charakteristik: Mit der Großen Fetthenne haben wir eine ausdauernde einheimische Pflanze vor uns, die auf Heideflächen und sandigen Böden gedeiht. Sie kann bis zu ½ m hoch werden. Wegen ihrer Unempfindlichkeit gegenüber Trockenheit, Wärme und Frost hat man sie in Bauerngärten gerne als Beetbegrenzung gepflanzt und auch in Balkonkästen gesetzt. Für den Garten wurden besonders farbintensive Sorten gezüchtet, die von Lila bis Dunkelpurpur reichen. In der Natur hat *Sedum telephium* gelbgrüne und die Kleinart *S. telephium* s. str. *(S. purpureum)* rosa bis purpurfarbene Blüten. Blütezeit ist Juni bis September.

Verwendung: In der Volksmedizin und im Aberglauben spielt der Donnerbart eine ähnliche Rolle wie die Hauswurz. Auf das Dach gepflanzt, sollte er vor Blitzschlag schützen, und ein schnelles Welken galt als Zeichen für den frühen Tod eines Menschen. Der Gebrauch der Großen Fetthenne als Heilmittel ist seit dem Altertum bekannt. Dioskurides und Plinius d. Ältere erwähnen sie als Wundermittel. Sie wurde zum Heilen von Brüchen sowie bei verschiedenen Hautkrankheiten und Entzündungen verwendet. Die jungen Blätter wurden auch als Gemüse und Salat gegessen. Medizinische Eigenschaften: adstringierend, erweichend, wundreinigend und -heilend. Die Anwendung ist äußerlich, genutzt werden die frischen Blätter oder der Saft der frischgepreßten Pflanze. Für den Winter können frische Blätter in Öl konserviert werden. Ein Breiumschlag von in Olivenöl eingelegten frischen Blättern hilft bei Hämorrhoiden. Der Auszug von in Öl eingelegten Blättern löst Hühneraugen auf und lindert Verbrennungen.

ECHTE HAUSWURZ

Ein anderes Dickblattgewächs ist die schon erwähnte **ECHTE HAUSWURZ** *(Sempervivum tectorum),* auch „Dachwurz" und „Wetterwurz" genannt. Die Gattung Sempervivum ist mit 30 Arten in der Familie vertreten. Wie der Donnerbart (der Name wird auch auf *Sempervivum tectorum* angewendet) soll auch die Hauswurz vor Blitzschlag schützen, sie wurde daher auf das Dach von Haus, Stall oder Scheune gepflanzt, wenn sie sich nicht von selbst ansiedelte.

Charakteristik: Die Hauswurz ist eine polsterbildende Staude mit ungestielten, dickfleischigen, in Rosetten stehenden Blättern. Nach vier bis fünf Jahren wächst aus der Rosette ein unverzweigter, dicht beblätterter Blütenschaft, der bis zu 50 cm hoch werden kann. Die Blüten sind rosa mit purpurroten Streifen, Blütezeit: Juni bis August. Wildwachsend kommt die Echte Hauswurz in Mittel- und Südeuropa bis in eine Höhe von 2.800 m hauptsächlich auf Urgestein vor. Sie besiedelt Felsen, aber auch Mauern und Dächer. Die Art steht unter Naturschutz.

Verwendung: Die wirksamen Teile der Pflanze sind die frischen Blätter und der frisch aus ihnen gewonnene Saft. Medizinische Eigenschaften: adstringierend, wundheilend und krampflösend. Der frische Saft hilft gegen Geschwüre und Insektenstiche.

PORTULAK

Als Heil- und Gemüsepflanze zugleich, stellt sich der **PORTULAK** *(Portulaca oleracea)* – ein anderer Name ist „Burzelkraut" – vor.

Charakteristik: Portulak ist ein flach niederliegendes, einjähriges Kraut, und wo er wächst, sät er sich auch aus und kommt jedes Jahr wieder. Die dickfleischigen Blätter sind verkehrt-eiförmig und nehmen bei starker Sonneneinstrahlung eine rötliche Färbung an. Die gelblichen, unscheinbaren Blüten befinden sich in den Achseln der oberen Verzweigungen. Ursprünglich war der Portulak ein Bewohner der Alten Welt; mittlerweile ist er zum Kosmopoliten geworden.

Verwendung: Die Blätter sind eine gute Beigabe zu rohen oder gekochten Salaten. Wegen des hohen Vitamin-C-Gehaltes wurde Portulak als Mittel gegen Skorbut eingesetzt. Um fiebernde Kranke zu erfrischen, wurde ihnen ein Portulakbrei auf Stirn und Schläfen gegeben. Die frischen Blätter werden als Durstlöscher gekaut. Medizinische Eigenschaften: entzündungshemmend, harntreibend und reinigend. Die Pflanze wird nur in frischem Zustand verwendet und dazu am Wurzelhals abgeschnitten. Als harntreibendes und reinigendes Mittel werden einige Eßlöffel vom frischgepreßten Saft am Tag eingenommen. Äußerlich angewendet wird ein Tee (10 g auf 100 ml Wasser), um Kompressen zu tränken, die bei Furunkeln oder Nesselsucht auf die betroffenen Stellen gelegt werden.

GELBER ENZIAN

Was wäre ein Steingarten ohne Enzian, und auch ein Heilkräuter-Alpinum kommt nicht ohne ihn aus. *Gentiana lutea,* der **GELBE ENZIAN,** kann sehr alt werden, 60 Jahre und mehr, falls er nicht vorher ausgegraben wird. Die rübenartigen Wurzeln werden ohne Zuckerzusatz vergoren und zu Enzianschnaps

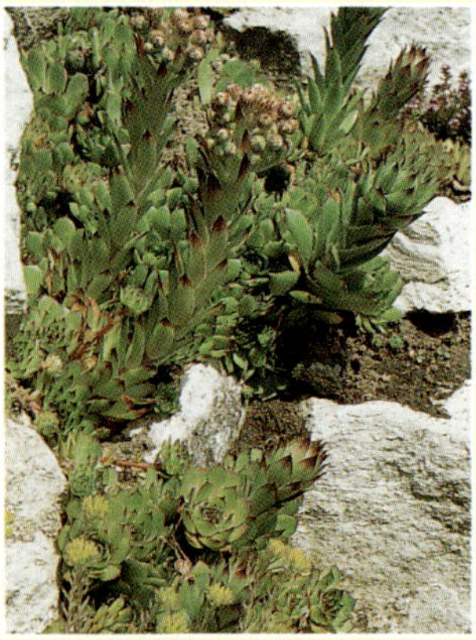

Echte Hauswurz

gebrannt. Dadurch ist der Gelbe Enzian sehr selten geworden und an manchen Stellen auch ausgerottet. Volksnamen für den Gelben Enzian sind „Bitterwurz", „Fieberwurz", „Branntweinwurz" und „Butterwurz" (die Wurzel ist innen leuchtend gelb und hat mit der Blütenfarbe den Namen gegeben).

Charakteristik: Der Gelbe Enzian ist eine stattliche Staude, die anderthalb Meter hoch werden kann. Die Jungpflanze bildet eine auf dem Boden liegende Blattrosette, und erst die blühfähige Pflanze entwickelt alle vier bis acht Jahre den hohlen Blütenstengel. Die blaugrünen Stengelblätter sind gegenständig, sitzend und haben 3–7 kräftige Längsnerven. In den Achseln der oberen Blattpaare des Stengels bilden die Blüten 3- bis 10blütige Scheindolden. Die Einzelblüte ist sternförmig und goldgelb, die Blütezeit erstreckt sich von Juni bis August. *Gentiana lutea* ist kein Felsenbewohner, sondern auf Matten, Wiesen und auch auf Schutthalden zu finden, insbesondere auf Kalkböden, bis in 2.500 m Höhe, in den Alpen vor allem in den West- und Südalpen. Die Art steht unter Naturschutz.

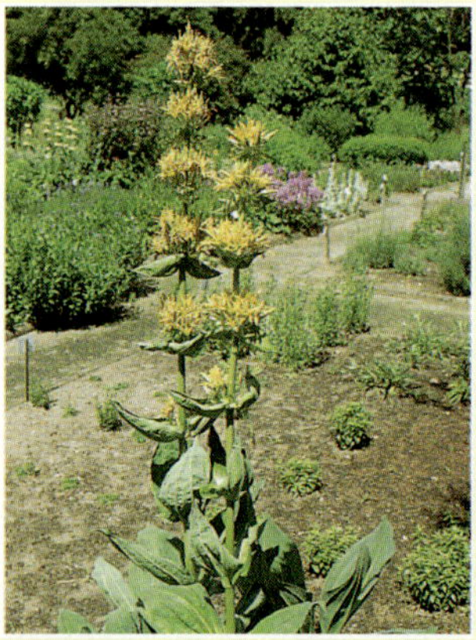

Gelber Enzian

Verwendung: Als Arznei wirksam ist die Wurzel, die zwischen September und November ausgegraben wird. Nach dem Säubern wird sie in Stücke geschnitten und diese der Länge nach geteilt. Dann wird die Droge in der Sonne getrocknet. Danach im gut verschlossenen Glas aufbewahren. Medizinische Eigenschaften: appetitanregend, fiebersenkend, galletreibend und tonisch. Verdauungsfördernd wirkt ein Tee (1/2 Teelöffel/Tasse, 5 Min. ziehen lassen), den man mäßig warm vor den Hauptmahlzeiten trinkt, oder eine Weintinktur, von der ein Gläschen vor den Mahlzeiten getrunken werden soll: 3 g auf 100 ml guten Wein 8 Tage ziehen lassen.

STENGELLOSER ENZIAN

Der **STENGELLOSE ENZIAN** *(Gentiana acaulis)* mit den beiden Kleinarten *G. clusii* und *G. acaulis* s. str. *(G. kochiana)* ist ebenfalls eine Heilpflanze und ebenso streng geschützt. Pflanzen für den Garten können im Fachhandel erworben werden. Von den Kleinarten ist *G. clusii* kalkliebend, *G. kochiana* dagegen kalkmeidend. Vom Habitus sind sie einander sehr ähnlich und in ihren medizinischen Eigenschaften identisch. Der Stengellose Enzian ist neben dem Edelweiß die Alpenblume schlechthin. Auf der Schnapsflasche ziert nicht etwa der Gelbe Enzian das Etikett, wie es eigentlich sein müßte, sondern das leuchtende Blau vom Stengellosen! Die Art steht mit beiden Kleinarten unter Naturschutz.

ARNIKA

MOSCHUS-SCHAFGARBE

Verwendung: Der oberirdische Teil der Pflanze wird als Droge gesammelt und an einem luftigen Ort getrocknet. Als Heilpflanze wirkt der Enzian in erster Linie fiebersenkend, wobei er besonders bei Malaria von Nutzen ist, wenn der Patient nicht auf Chinin anspricht oder es nicht verträgt. Vor der Entdeckung des Chinins waren der Stengellose und der Gelbe Enzian in Europa als Fiebermittel weit verbreitet. Er hat aber auch kosmetische Bedeutung. Ein Tee (2 g auf 100 ml Wasser) wird zum Aufhellen von Sommersprossen verwendet, indem täglich damit getränkte Kompressen aufgelegt werden.

Zwei weitere Hochgebirgspflanzen kommen aus der Korbblütlerfamilie, **ARNIKA** *(Arnica montana)* und Moschus-Schafgarbe.

Charakteristik: Arnika, auch „Berg-Wohlverleih" genannt, ist eine Staude, die sauren Boden liebt und auf Wiesen und Weiden in mittleren und hohen Gebirgslagen bis 2.800 m vorkommt. Grundständig sitzende Blätter bilden eine Rosette. Sie sind oval-lanzettlich geformt und an der Oberseite behaart. Zur Blütezeit (Mai bis Juli) erhebt sich ein 20–60 cm hoher, drüsig behaarter Stengel mit meistens einer, manchmal auch 2–3 gelborangen Zungenblüten. Nach dem Abblühen bildet sich eine sogenannte „Pusteblume". Die Art steht unter Naturschutz.

Verwendung: Die Verwendung von Arnika (siehe auch S. 101) läßt sich bis in das frühe Mittelalter zurückverfolgen, allerdings war sie mehr bekannt als Aphrodisiakum denn als Heilpflanze. Der Name „Kraftwurz" mag darauf hindeuten. Im Laufe der Zeit wurde Arnika mehr und mehr Arzneipflanze und innerlich sowie äußerlich gegen eine Vielzahl von Krankheiten eingesetzt. Der unkontrollierte Gebrauch führte zu schweren Vergiftungen und brachte die Pflanze in Mißkredit. Inzwischen hat die Medizin gelernt, mit Arnika umzugehen, und man weiß, daß Arnika-Präparate bei Ödemen und Blutergüssen als Folge von Prellungen oder Verstauchungen äußerst wirksam sind. Auch bei rheumatischen Muskel- oder Gelenkschmerzen ist Arnika als Tinktur oder Salbe hilfreich. Im Juni/Juli werden die Blüten und der Wurzelstock gesammelt. Medizinische Eigenschaften: adstringierend, entzündungshemmend, wundheilend und schweißtreibend. Arnika sollte nicht in Selbstmedikation, sondern nur nach ärztlicher Verordnung angewendet werden.

Abgesehen davon, daß sie zierlicher und kleiner ist, ähnelt die **MOSCHUS-SCHAFGARBE** *(Achillea moschata)* sehr der gewöhnlichen Schafgarbe *(Achillea millefolium)*. Der Name *Achillea* kommt vom griechischen Sagenhelden Achilles. Dieser hatte von dem Kentauren Chiron gelernt, die Kräfte von Heilkräutern zu nutzen, und mit dem Kraut, das seinen Namen erhielt, heilte er die eiternde Wunde von König Telephos.

Charakteristik: Die Moschus-Schafgarbe ist staudig, wird bis zu 20 cm hoch und blüht weiß im Juli/August. Sie kommt auf steinigen Stellen und Felsen der Alpen in Höhenlagen von 1.400 bis 3.000 m vor.

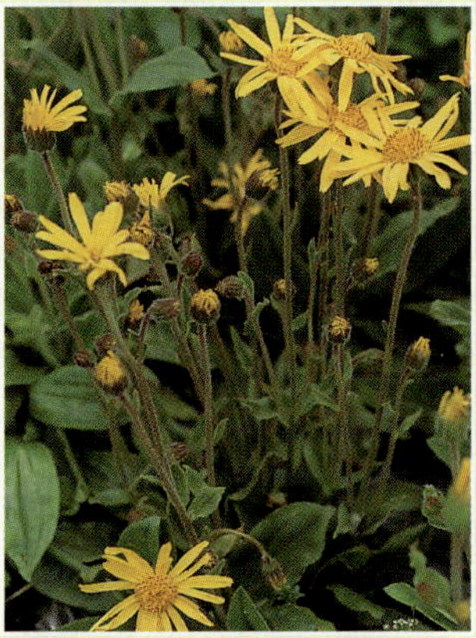

Arnika

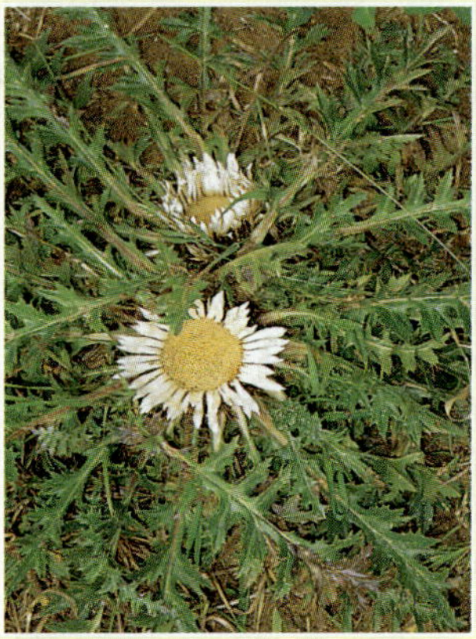

Silberdistel

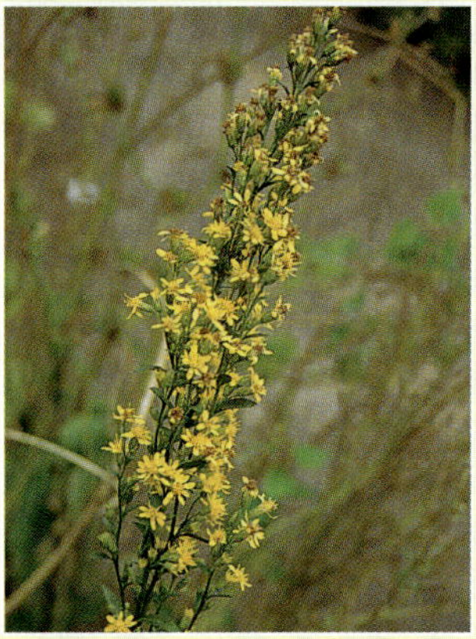

Echte Goldrute

MOSCHUS-SCHAFGARBE

Verwendung: Von der Pflanze werden die blühenden Sproßspitzen und die Blätter gesammelt. Sie werden an einem luftigen Ort, aber nicht in der Sonne, getrocknet und vor Licht und Feuchtigkeit geschützt in Glasgefäßen aufbewahrt. Die Blätter verströmen beim Zerreiben einen intensiven Kampfergeruch. Medizinische Eigenschaften: appetitanregend, verdauungsfördernd und leicht harntreibend. Die Moschus-Schafgarbe hilft bei Völlegefühl, Magenbeschwerden und Blähungen. Sie ist Bestandteil der meisten Aperitifs sowie vieler Kräuterschnäpse und Liköre. Zur Herstellung einer Weintinktur nehmen wir 5 g auf 100 ml Weißwein und lassen die Tinktur 10 Tage lang stehen. Davon ein Gläschen vor oder nach den Hauptmahlzeiten trinken.

SILBERDISTEL

Bis über 2.000 m steigt ein weiterer Korbblütler, der in einem Steingarten nicht fehlen sollte: *Carlina acaulis,* die **SILBERDISTEL,** auch „Eberwurz" und „Wetterdistel" genannt. Die Legende führt den Namen *Carlina* auf Karl den Großen zurück, dem ein Engel den Gebrauch der Pflanze gezeigt haben soll, so daß sein Heer vor der Pest gerettet wurde.

Charakteristik: *acaulis* bedeutet „ohne Stengel", und häufig sitzt die Blüte in einer Blattrosette dicht auf dem Boden, in tieferen Lagen kann *Carlina acaulis* aber auch Stengel ausbilden und einen halben Meter hoch werden. „Wetterdistel" heißt sie, weil sich die Blüte bei feuchtem Wetter schließt. Jeder Stiel trägt nur eine Korbblüte, die einen Durchmesser von 12 cm erreichen kann. Die zungenförmigen Blütenhüllblätter (die wie Zungenblüten wirken) sind unterseits grün, oberseits silberweiß, die Röhrenblüten weißlich bis rötlich, Blütezeit: Mai/Juni. Die Art gedeiht in ganz Mitteleuropa auf mageren Wiesen und steinigen Hängen von der Ebene bis ins Hochgebirge. Die Art steht unter Naturschutz.

Verwendung: Der Boden des Blütenkopfes wurde wie bei der Artischocke gegessen. Der wirksame Teil ist die Wurzel, die im Ofen getrocknet und dann zerkleinert wird. Sie hat einen unangenehm stinkenden Geruch (Eberwurz!). Medizinische Eigenschaften: schweiß- und harntreibend, verdauungsfördernd und blähungstreibend. Als Tee nimmt man 8–15 g auf $^1/_4$ l Wasser.

ECHTE GOLDRUTE

Mit der **ECHTEN GOLDRUTE** *(Solidago virgaurea)* kommt erneut eine Komposite in den Steingarten. Es gibt etwa 100 Goldruten-Arten, die hauptsächlich in Nordamerika zu Hause sind. Einige von ihnen haben sich als Gartenflüchtlinge in Europa verbreitet und eingebürgert. Die Echte Goldrute ist die einzige in Europa heimische Art. Sie war bereits den Germanen als Heilpflanze bekannt, der deutsche Name „Heidnisch Wundkraut" zeigt dies an. Der botanische Name *Solidago* kommt vom lateinischen „solidare" (befestigen, gesund machen), *virgaurea* von lateinisch „virga" (Rute) und „aurea" (golden). Damit sind Aussehen und Eigenschaft erklärt.

Charakteristik: Die Pflanze ist ausdauernd, 30–100 cm hoch mit aufrechten Stengeln, die sich zu walzenförmigen gelben Blütentrauben verzweigen, Blütezeit: Juli bis Oktober. Sie kommt in lichten Wäldern der Mittelgebirge und in Staudenfluren vor. In höheren Lagen ist sie bis in 2.800 m Seehöhe anzutreffen.

Verwendung: Die Goldrute wird seit dem Mittelalter als harntreibende Arznei angewandt, und die moderne Medizin hat die Wirksamkeit bestätigt. Sie wird bei Nieren- und Blasensteinen sowie bei Entzündungen im Urogenitalbereich eingesetzt. Andere Eigenschaften: adstringierend, auswurffördernd, entzündungshemmend und wundheilend. Gesammelt werden die blühenden Sproßspitzen, die man gebündelt im Schatten trocknet und in Papier- oder Stoffsäcken aufbewahrt. Nach einjähriger Lagerung verlieren sie ihre Heilwirkung und sollen durch frisches Material ersetzt werden. Vom Tee (1 Teelöffel/Tasse, 10 Min. ziehen lassen) trinkt man täglich 3 Tassen.

Noch einen Korbblütler wollen wir für den Steingarten empfehlen: das **KATZENPFÖTCHEN** *(Antennaria dioica).* Der Name *Antennaria dioica* kommt vom lateinischen „antenna" (Fühler), denn die Haarenden der Blütenhaarkronen sind keulenförmig verdickt, was sie wie Insektenfühler aussehen läßt; *dioica* weist auf die Zweihäusigkeit der Pflanze hin. Die Bezeichnung „Himmelfahrtsblümchen" zeigt den Beginn der Blütezeit an. KATZENPFÖTCHEN

Charakteristik: Die ausdauernde Pflanze macht dicht am Boden liegende Rosetten, die Wurzeln schlagende Ausläufer bilden und neue Rosetten entstehen lassen. Aus der Blattrosette entwickelt sich ein 10–20 cm hoher Blütenstiel, an dessen Ende die dichte Blütentraube steht. Sie ist je nach Geschlecht weiblich, dann sind die Hüllblätter spitz und meist rötlich, oder männlich, dann sind die Hüllblätter stumpf und meist weißlich, Blütezeit: Mai/Juni, im Gebirge bis Juli. Die Art kommt auf Magerrasen, in lichten, trockenen Wäldern und auf Matten bis 2.800 m ansteigend vor.

Verwendung: Die Blüten sind in trockenem Zustand lange haltbar und werden zu Dauersträußen und Immortellenkränzen verarbeitet. Die Blüten sind auch das Sammelgut. Sie werden mit Stiel geschnitten und in dünner Schicht im Schatten getrocknet; Aufbewahrung in lichtgeschützten Glasgefäßen. Medizinische Eigenschaften: auswurffördernd, fiebersenkend, galletreibend, entzündungshemmend, hustenlindernd und wundheilend. Außerdem wird ein Mittel gegen Asthma und Emphysem aus dem Katzenpfötchen gewonnen. Früher sagte man der Pflanze große Heilkraft bei Krebs und Lungentuberkulose nach; eine solche Wirkung wird ihr heute nicht mehr zugeschrieben.

Als nächstes sollen vier Lippenblütler vorgestellt werden, die gut in den Steingarten passen. Sie alle sind staudig und winterhart.

Die **ECHTE KATZENMINZE** *(Nepeta cataria)* ist in Mittel- und Südeuropa zu Hause. Ursprünglich kam sie aus Vorderasien, von wo sie sich über Südosteuropa bis zu uns ausbreitete. ECHTE KATZENMINZE

Charakteristik: Die Pflanze wächst auf Ödland, an Wegrändern, und ist auch an steinigen Ufern und im Gebirge zu finden. Sie kann ziemlich groß werden, bis zu 1 m. Die Stengel sind aufrecht, stark verästelt und durch eine starke Behaarung weißlich gefärbt. Die Blätter haben eine grüne Ober- und eine graufilzige Unterseite. Ihre Form ist herz-eiförmig mit gezähntem Rand, wobei die Spitzen der Zähne zur Blattspitze gerichtet sind. Die Blütenstände stehen in den Blattachseln der oberen Blätter und bilden dichte Scheinähren mit weißlichen Blüten. Die Blütezeit dauert von Juni bis September. Die Pflanze hat einen etwas unangenehmen Geruch, der auf Katzen die gleiche Wirkung wie Baldrian hat; daher auch der deutsche Volksname „Katzenkraut".

Verwendung: Das Sammelgut sind die blühenden Sproßspitzen, die im Juni/Juli geschnitten werden. Dann werden sie bündelweise an einem luftigen schattigen Ort zum Trocknen aufgehängt, anschließend in dunklen Gläsern aufbewahrt. Die beruhigenden und krampflösenden Eigenschaften zeigen sich bei Magen- und Darmkrämpfen sowie bei Menstruationsbeschwerden. Weitere Eigenschaften: schmerzstillend und wundheilend. In der Volksmedizin wird Katzenminze bei Zahnschmerzen als erste Hilfe gebraucht, indem man ein paar frische Blätter kaut. Bei krampfhaftem Husten hilft ein Tee: 20 g der frischen Pflanze auf 1 l Wasser, 10 Minuten ziehen lassen.

DOST, ORIGANO

DOST *(Origanum vulgare)* ist als Küchenkraut und Gewürz weit verbreitet und unter seinem italienischen Namen **ORIGANO** bekannt geworden. Daß er – im Volksmund „Wohlgemut", „Mutterkraut" und „Wilder Majoran" genannt – auch eine vielseitige Heilpflanze ist, wird weniger beachtet. Dabei haben bereits die alten Griechen um den Nutzen der „Zierde des Berges" gewußt (der botanische Name *Origanum* wurde volksetymologisch als aus den griechischen Wörtern „oros" = Berg und „ganos" = Zierde zusammengesetzt gedeutet), und sie verwendeten ihn bei Erkrankungen der Atemwege, bei Krämpfen und bei Ohrensausen. Der deutsche Name Dost kommt aus dem Mittelhochdeutschen und bedeutet „Strauß", auch „Büschel", und weist auf die Form des Blütenstandes hin. Seit dem Mittelalter wird der Dost in deutschen Kräutergärten gepflanzt.

Charakteristik: Wild finden wir den Dost in Magerwiesen und Trockenrasen, auch in lichten Gebüschen, von Europa bis Mittelasien. Die Pflanze hat einen flach wachsenden, weit verzweigten Wurzelstock, aus dem die bis zu einem halben Meter hohen vierkantigen Stengel aufsteigen. Die Blätter sind gegenständig, klein, eiförmig und etwas zugespitzt. Am Ende der Stengel bilden sich Blütenstände mit rötlich-violetten Blüten, die von Juli bis September ihre Zeit haben. Origano kommt von der Ebene bis in mittlere Gebirgslagen vor, in den Alpen bis 1.800 m.

Verwendung: Das Sammelgut sind die blühenden Sproßspitzen, sie sollen 10 cm unterhalb des Blütenstandes geschnitten werden, wenn ein Großteil der Blüten geöffnet ist. Danach bündeln und an einem luftigen schattigen Ort trocknen. Die Aufbewahrung erfolgt in Glas- oder Porzellangefäßen. Die Anwendung ist innerlich und äußerlich. Medizinische Eigenschaften: appetitanregend und verdauungsfördernd, krampflösend, auswurffördernd, schmerzstillend und die Menstruation regulierend. Tee (1 gehäufter Eßlöffel auf 1/4 l Wasser, 10 Min. ziehen lassen) wird gut warm, mit Honig gesüßt, schluckweise getrunken, ungesüßt kann man ihn als Gurgelmittel sowie zu Mundspülungen verwenden. Bei Befall von Kopfläusen wird ein Absud von 40 g blühenden Sproßspitzen auf 1 l Wasser empfohlen, der 10 Minuten kochen soll. Dost-Inhalationen helfen bei Schnupfen und verstopfter Nase, und als Badezusatz wirkt eine Handvoll Dost im Badewasser stimulierend, reinigend und desodorierend bei unreiner Haut.

ECHTER GAMANDER

Eine sehr schöne Pflanze für den Steingarten holen wir mit dem **ECHTEN GAMANDER** *(Teucrium chamaedrys)* in unser Biotop. Der botanische Name *Teucrium* stammt aus der griechischen Sagenwelt, wonach der trojanische König Teukrios die Heilkraft der Pflanze entdeckt haben soll; *chamaedrys* setzt sich aus den griechischen Wörtern „chamai" (niedrig) und „drys" (Eiche) zusammen, und wirklich erinnern die Blätter des Echten Gamanders an Eichenblätter. Aus dem Wort chamaidrys entstand im Neugriechischen „chamandrya", das im Mittelhochdeutschen zu „gamandre" wurde. Der gebräuchliche deutsche Name hat also die gleiche Wurzel wie der wissenschaftliche. Andere Volksnamen sind „Edelgamander" und „Schafkraut".

Charakteristik: *Teucrium chamaedrys* ist ein niedriger Halbstrauch, der in Mittel- und Südeuropa an trockenen, sonnigen Standorten vorwiegend auf Kalkböden vorkommt. Im Gebirge findet er sich bis in 1.800 m Höhe. Weil er immergrün ist und sich problemlos beschneiden läßt, ist der Edelgamander eine beliebte Heckenpflanze in Parks und Gärten, wo er wie Buchsbaum als Beeteinfassung gehalten wird. Die rosa-purpurroten Blüten stehen in Gruppen von 2–6 in den Blattachseln der oberen Blätter und zeigen deutlich, warum die Pflanzen Lippenblütler heißen! Die Blütezeit reicht von Mai bis September.

Verwendung: Die blühenden Sproßspitzen werden mit den Zweigen geschnitten, zu Büscheln gebunden und im Schatten getrocknet, danach in Papier- oder Stoffsäckchen an einem trockenen, lichtgeschützten Ort aufbewahrt. Seine fiebersenkenden und verdauungsfördernden Eigenschaften waren schon im Altertum bekannt. Überdies wirkt der Gamander appetitanregend und wird daher in Kräuterlikören und Wermutwein verarbeitet. Auch als wundheilendes und adstringierendes Mittel tut er seine Wirkung. Die Anwendung erfolgt innerlich und äußerlich. Ein Tee, der regulierend auf den Magen-Darm-Trakt wirkt, besteht aus 2 g auf 100 ml Wasser, davon eine Tasse nach den Mahlzeiten trinken. Äußerlich als Spülmittel bei entzündetem Zahnfleisch nimmt man einen doppelt so starken Tee (4 g auf 100 ml Wasser).

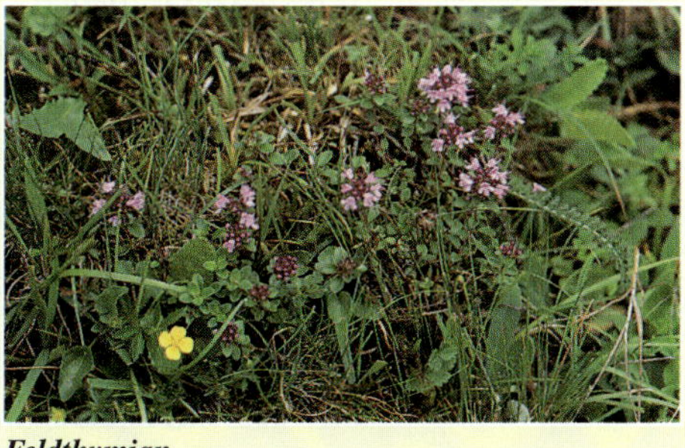
Feldthymian

Seit dem Altertum als Heil- und Gewürzpflanze gut bekannt ist der **THYMIAN.** Von den beiden Arten

FELDTHYMIAN

Feldthymian *(Thymus serpyllum)* und Gartenthymian *(Thymus vulgaris)* ist der erstere für den Steingarten besser geeignet. Der **FELDTHYMIAN,** auch als „Sandthymian“ und „Quendel“ bezeichnet, ist ein kriechender niedriger Zwergstrauch und kann gut in Gesteinsfugen und Spalten gesetzt werden. Der aufrecht wachsende Gartenthymian eignet sich besser für den Bauerngarten. Um den Namen zu erklären, müssen wir weit in der Geschichte zurückgehen. Bei den alten Ägyptern hieß die Pflanze „tham“ und sie wurde mit anderen Kräutern zum Einbalsamieren der Toten benutzt. Im Griechischen wurde daraus „thymon“, im Lateinischen schließlich „thymum“. *Serpyllum* kommt vom lateinischen „serpere“ (kriechen), und das tut der Feldthymian mit am Boden wurzelnden Stengeln.

Charakteristik: Kleiner, immergrüner Halbstrauch mit niederliegenden Zweigen. Diese sind vierkantig und behaart. Die kleinen gegenständigen Blätter stehen dicht gedrängt an den sterilen Zweigen, an den fertilen dagegen in größeren Abständen. An ihnen entwickeln sich die in Scheinquirlen stehenden rötlich-purpurlila Blüten, die einen aromatischen Duft verströmen. Blütezeit ist von April bis September. Vorkommen: von der Ebene bis ins Gebirge, in den Alpen bis in 2.300 m Höhe.

Verwendung: Gesammelt wird der krautige Teil der Pflanze im April bis Juli, die verholzten Teile bleiben stehen. Das Sammelgut wird zerkleinert und an einem luftigen Ort im Schatten getrocknet; Aufbewahrung in Glas- oder Porzellangefäßen. Medizinische Eigenschaften: antiseptisch, hustenlindernd und verdauungsfördernd, die Anwendung ist innerlich und äußerlich. Durch seinen Gehalt an ätherischen Ölen wirkt er auch als Dampfbad und Inhalation: eine Handvoll der frischen Pflanze in kochendes Wasser geben. Vom Tee (2 g auf 100 ml Wasser) sollten täglich 2–3 kleine Tassen getrunken werden.

MAUER-LEINKRAUT

Eine Pflanze, die ausdauernd und anspruchslos in Spalten und Fugen anscheinend ohne jede Erde auskommt, ist das **MAUER-LEINKRAUT** *(Cymbalaria muralis,* mit anderem botanischem Namen *Linaria cymbalaria).* Im Volksmund heißt es „Zimbelkraut“, und vielleicht hat auch schon jemand einmal den Namen „Seidelblümchen“ gehört. Dem Dichter Heinrich Seidel gefiel die Pflanze so sehr, daß er immer etwas von ihrem Samen in der Tasche bei sich hatte und diesen an entsprechenden Orten ausstreute, um die Pflanze dort anzusiedeln, wo er sie nicht antraf. Das Zimbelkraut gehört zur Familie der Rachenblütler oder Braunwurzgewächse *(Scrophulariaceae).*

Charakteristik: Es siedelt besonders gern in älteren Mauern, die ihren Fugenzement verloren haben, und kann dort über einen halben Meter lange Bärte bilden. Die Pflanze hat ein Efeu-ähnliches Blatt und lila Blüten, die wie kleine umgedrehte Löwenmaulblüten aussehen, Blütezeit: Mai bis Oktober. Um sich zu vermehren, hat die Pflanze eine ganz besondere Technik entwickelt: die Fruchtstiele wenden sich vom Licht ab und schieben ihre Samenkapseln in die

Mauerfugen! Eine südeuropäische Pflanze, die sich in Mitteleuropa eingebürgert hat und ursprünglich feuchte Felsen besiedelte.

Verwendung: Das Wissen um ihre Heilkräfte ist jahrhundertealt; die Pflanze wurde auch als Salat gegessen. Arzneilich wurde und wird sie vornehmlich zur Behandlung von Hämorrhoiden angewendet, wozu ein Brei von der frischen Pflanze zweimal täglich eine Viertelstunde auf die betroffenen Stellen gelegt wird. Der gelbe Brei hilft bei Hautentzündungen, leichten Verbrennungen und Frostbeulen. Medizinische Eigenschaften: adstringierend, entzündungshemmend und wundheilend. Das Sammelgut ist die Pflanze ohne Wurzel; die Anwendung sollte nur in frischem Zustand erfolgen, da die Wirkung dann am besten ist.

GEMEINE KUGELBLUME

Von Mai bis Juni blüht die **GEMEINE KUGELBLUME** (*Globularia punctata,* es sind aber auch die botanischen Namen *G. vulgaris, G. elongata, G. aphyllanthes* und *G. bisnagarica* im Gebrauch). In manchen Gegenden wird sie als „Weihwedel“ bezeichnet. Die Kugelblumen bilden mit 27 Arten in zwei Gattungen eine eigene Pflanzenfamilie, die *Globulariaceae.*

Charakteristik: Die Pflanze ist in Süd- und Mitteleuropa heimisch. Hier besiedelt sie trockene, sonnige Stellen bis in 1.500 m Höhe, in erster Linie auf Kalkuntergrund. Die Pflanze bildet Rosetten, ist staudig und hat grüne, gestielte, spatelförmige Blätter. Die einzeln auf ihren Stengeln sitzenden Blüten sind blauviolett und kugelig. Zu Beginn der Blütezeit sind sie kurz gestielt und wachsen dann bis in eine Höhe von 40 cm. Der Blütenstengel von *Globularia punctata* ist im Gegensatz zu anderen einheimischen Arten beblättert.

Verwendung: Medizinisch wertvoll ist die Pflanze durch ihren Gehalt an dem Glykosid Globularin, das in Gicht- und Diabetes-Präparaten Gebrauch findet. Weitere Eigenschaften: harn- und schweißtreibend, verdauungsfördernd und abführend. Die Blätter werden im Mai/Juni gesammelt und in dünner Schicht im Schatten getrocknet, wobei sie häufig gewendet werden sollten. Aufbewahrt wird das Sammelgut, vor Licht geschützt, in Glas- oder Porzellangefäßen. Rezept für einen Tee gegen Verstopfung: 50 g Blätter auf 1 l Wasser 5 Min. kochen, danach 5 Min. ziehen lassen, anschließend filtrieren. Davon eine Tasse abends vor dem Schlafengehen trinken.

WALDEHRENPREIS

Daß der **WALDEHRENPREIS** oder Echte Ehrenpreis *(Veronica officinalis)* eine Arzneipflanze ist, sagt schon die botanische Artbezeichnung *officinalis.* Im Volksmund hat er eine ganze Reihe von Namen, die auf seinen Gebrauch als Heilpflanze hinweisen: „Allerweltsheil“, „Wundkraut“, „Grindkraut“ und „Grindheil“. Er gehört zur Familie der Rachenblütler *(Scrophulariaceae),* und in Deutschland ist die Gattung *Veronica* mit 32 Arten vertreten.

Charakteristik: *Veronica officinalis* ist staudig, die Stengel sind niederliegend und wurzelnd, die Äste und Blütentriebe aufstrebend. Die Blüten bilden längliche, aufrechte Trauben und sind hellblau oder lila, Blütezeit: Mai bis Juli.

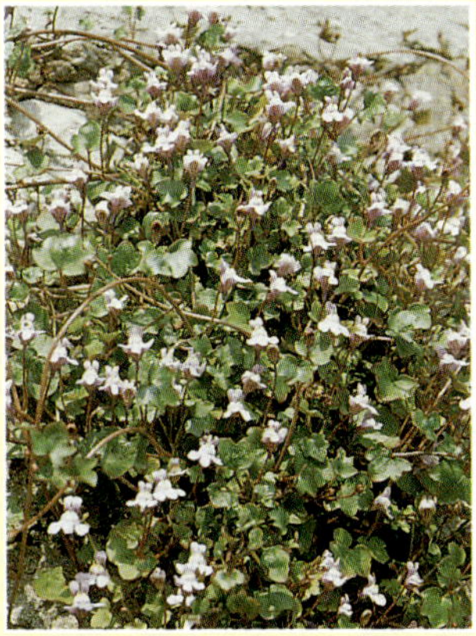

Mauer-Leinkraut

Außer an lichten, trockenen Stellen im Wald kommt er auf Heideflächen, trockenen Weiden und Wiesen vor und liebt kalkarme, saure Böden. Im Gebirge findet man ihn bis in 1.500 m. Der Echte Ehrenpreis ist als Gartenpflanze im Alpinum am besten untergebracht.

Verwendung: Im 16. und 17. Jahrhundert war der Echte Ehrenpreis ein Wundermittel gegen die Schwindsucht und andere Krankheiten. 1690 schrieb Johann Franke eine 300 Seiten lange Abhandlung über *Veronica officinalis. „Es wird dieses Kreutlein wegen seiner Tugenden sehr gelobet“,* heißt es bei ihm. Das „Kreutlein“ hat zwar etwas von seiner früheren Bedeutung eingebüßt, aber eine wertvolle Heilpflanze ist es geblieben. Gesammelt wird der krautige Teil der Pflanze, den man im Schatten trocknet. Dabei ist das Sammelgut öfters zu wenden, damit es nicht schimmelt. Die Aufbewahrung erfolgt in Glas- oder Tongefäßen. Medizinische Eigenschaften: appetitanregend, auswurffördernd, blutreinigend, entzündungshemmend, hustenstillend, wundheilend und schmerzstillend (kein Wunder, daß ihm der Name „Allerweltsheil“ gegeben wurde). Die Anwendung ist innerlich und äußerlich. Den Tee (2 Teelöffel auf 1/4 l Wasser, 10 Min. ziehen lassen) trinkt man mäßig warm schluckweise vor den Mahlzeiten. Er ist appetitanregend und verdauungsfördernd und lindert Grippe, Erkältung und Husten. Zum Gurgeln und Mundspülen dient ein Tee von 5 g auf 100 ml Wasser.

ROTE SPORNBLUME

Centranthus ruber, die **ROTE SPORNBLUME,** gehört zu den Baldriangewächsen. Auch was die medizinischen Eigenschaften betrifft, zeigt sich die Verwandtschaft, und der Volksmund nennt die Pflanze „Roter Baldrian“. Wegen ihrer Schönheit ist sie eine beliebte Gartenpflanze geworden, die es auch mit weißen Blüten gibt.

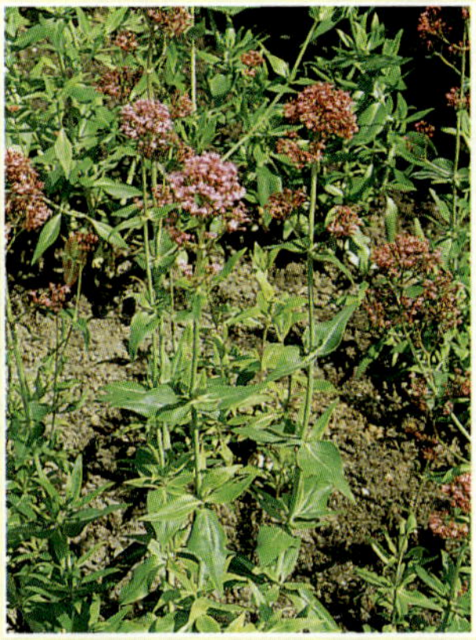

Rote Spornblume

Charakteristik: Sie ist eine stattliche Staude, bis 60 cm hoch, und fällt durch die großen leuchtenden rosaroten Blütenstände auf. Die Blätter sind gegenständig, oval mit einer länglich zulaufenden Spitze. Die Blüten sind zu Blütenständen zusammengefaßt, die am Ende der Stengel eine Rispe bilden. Die einzelne Blüte ist röhrenförmig und läuft in einen Sporn aus, was der Pflanze den deutschen Namen gab. Blütezeit ist Mai bis Juni. Wie beim Baldrian hat auch die Spornblume Samen mit Flugschirmchen. Südlich der Alpen kommt sie im gesamten Mittelmeergebiet vor, besonders gern an den Küsten. Bevorzugt wächst sie an Felsen, Mauern und auch auf Schuttplätzen.

Verwendung: Das Sammelgut ist der kräftige holzige Wurzelstock. Im Herbst, wenn die Pflanze ihre Ruhezeit hat, wird er ausgegraben, gereinigt und zerkleinert. Die Teile werden in der Sonne oder im Ofen bei Temperaturen nicht über 40 °C getrocknet und in Papier- oder Stoffsäckchen aufbewahrt. Die Rote Spornblume dient als leichtes Beruhigungsmittel und Mittel gegen Schlaflosigkeit.

SCHWERTLILIEN

SCHWERTLILIEN wird man so leicht nicht als Steingartenpflanzen einordnen, dabei ist das natürliche Vorkommen von *Iris germanica* und *Iris pallida* an Trockenhängen, in Weinbergen, an Felshängen, in Macchien und an Mauern. *Iris germanica,* die Deutsche Schwertlilie, ist trotz ihres Artnamens ursprünglich im Mittelmeergebiet zu Hause. Die Bleiche Schwertlilie, *Iris pallida,* kommt wildwachsend schon in Südtirol vor. Erstere ist dunkelviolett, letztere blaßviolett. Sonst sind sich die beiden Arten sehr ähnlich, und ihre medizinischen Eigenschaften sind identisch. Beim Pflanzen von *Iris* ist darauf zu achten, daß man den Wurzelstock flach in den Boden legt und nur dünn mit Erde bedeckt. Die Züchtung hat eine Vielzahl von *Iris*-Sorten hervorgebracht, Wildformen werden wahrscheinlich kaum zu bekommen sein. Mit Rat hilft die Deutsche Iris-Gesellschaft. *Iris germanica* steht unter Naturschutz.

Verwendung: Der im August ausgegrabene Wurzelstock wird von der Erde gesäubert, die Wurzeln entfernt, dann geschält und in Stücke oder Scheiben geschnitten, die an der Sonne getrocknet und in Glas- oder Porzellangefäßen aufbewahrt werden. In frischem Zustand ist der Wurzelstock geruchlos und hat einen unangenehmen Geschmack. Die Droge benötigt zwei Jahre, um zu reifen. Dann entwickelt sich ein Duft, der an Veilchen erinnert, und der Geschmack bessert sich. Die „Veilchenwurzel" wird genießbar. Der Wurzelstock hat eine schmerzdämpfende Wirkung, früher gab man zahnenden Kindern die Wurzel zum Kauen, das linderte die Schmerzen. Der zu Pulver zerkleinerte Iriswurzelstock wird zu Puder, Talkumpulver und Zahnpasta verarbeitet; er wirkt als desinfizierendes und aromatisierendes Mittel. Die Likörindustrie und die Parfümhersteller nutzen Irisessenz als Bestandteil für ihre Produkte. Für den Hausgebrauch gibt es Rezepte zur innerlichen und äußerlichen Anwendung. Bei Bronchialkatarrh setzt man 2 g auf 100 ml Wasser kalt an und läßt das Ganze aufkochen, man trinkt davon 2–3 kleine Tassen am Tag. Zum Gurgeln und Spülen bei entzündeter Mundschleimhaut nimmt man 10 g auf 100 ml Wasser.

ECHTER SAFRAN

Krokusse sind bekannt als farbenfrohe Frühjahrsblüher; da aber keine Regel ohne Ausnahmen ist, gibt es auch herbstblühende Krokusse. *Crocus sativus,* der **ECHTE SAFRAN,** blüht im Herbst und ist bekannt als Heil- und Gewürzpflanze. Seinen Namen soll der *Crocus* von dem Ort Corycus in Kleinasien haben, der einmal führend im Safrananbau war. *Sativus* heißt im Lateinischen „angebaut", „angepflanzt", und so sagt schon der Name, daß *Crocus sativus* eine alte Kulturpflanze ist.

Charakteristik: *Crocus* gehört zur Familie der Schwertliliengewächse *(Iridaceae).* Häufig wird von der Krokuszwiebel gesprochen. Das ist falsch, denn *Crocus* hat eine Knolle. Bis zum Herbst macht diese in der Erde eine Ruhezeit durch, und zur Blütezeit (September bis November) erscheinen Blüten und Blätter gleichzeitig. Zum Zeitpunkt der Blüte sind sie gleich lang, danach wachsen die schmalen, grasartigen Blätter mit dem weißen Mittelstreifen bis etwa 30 cm. Die Knolle bringt 1–2 hell-lila Blüten mit orangeroten Narbenschenkeln hervor.

Verwendung: Der Safran wird schon in ägyptischen Papyri und auch im Hohelied Salomons (4,13–14) erwähnt. Dioskurides verordnete ihn als krampflösendes Mittel. Safran wird durch alle Jahrhunderte als Arzneipflanze gebraucht, ebenso bekannt ist er als Gewürz- und Färbepflanze. Die Narben der Blüten liefern das Safrangewürz, und um 1 kg davon zu erhalten, müssen 120.000–140.000 Blüten geerntet werden. Kein Wunder, daß Safran das teuerste Gewürz von allen ist. „Safran macht den Kuchen geel" ist der Schluß eines alten Kinderliedes, und die gelbe Farbe (geel ist niederdeutsch/niederländisch = gelb) kommt ebenfalls aus den Narben der Krokusblüten. Der Farbstoff heißt Crocin. Bevor die Anilinfarben den Markt eroberten, wurden Textilien und Teppiche mit Krokusfarbe gefärbt, heute dient Safran zum Färben von Lebensmitteln, z. B. Safranreis, Puddings und Vanillesoße. Als Heilpflanze wirkt *Crocus sativus* nervenberuhigend, die Menstruation regulierend, verdauungsfördernd, appetitanregend und schmerzstillend. In höheren Dosen (wenige Gramm!) ist die Droge giftig!

Nun schlagen wir für den Steingarten noch einige Liliengewächse vor. Ihnen ist gemeinsam, daß sie nach der Blüte welken und die oberirdischen Teile absterben. Die Blätter sollen erst dann entfernt werden, wenn sie wirklich trocken sind. Dann hat die Zwiebel die Nährstoffe gesammelt und sich vom alten Blattwerk getrennt, und auch der trockene Blütenstiel läßt sich jetzt leicht auszupfen. Warten lohnt sich, die Pflanze dankt es im nächsten Jahr mit reicher Blüte.
Da die Liliengewächse jetzt von der Bildfläche verschwunden sind, ist es gut, wenn wir die Stelle, wo die Zwiebelpflanze sitzt, mit einer Markierung versehen. Es kommt allzuleicht vor, daß man eine Zwiebel zerstört, wenn man etwas Neues an die Stelle pflanzen will. Es ist zweckmäßig, Zwiebeln zwischen rasenbildende Pflanzen zu setzen; wenn die oberirdischen Teile abgestorben sind, gibt es dort keine kahle Stelle.

† HERBSTZEITLOSE

Unser erstes Liliengewächs blüht wie der Safran im Herbst, ebenfalls lila, aber im Gegensatz zum Herbstkrokus bringt es seine Blätter erst im Frühjahr hervor. Gemeint ist die **† HERBSTZEITLOSE** (*Colchicum autumnale).* Die Gattung *Colchicum* besiedelt mit 65 Arten Europa und das Mittelmeergebiet über Kleinasien bis nach Indien. Den Namen hat sie von der Landschaft Kolchis, aber die dort heimische Art *Colchicum variegatum* ist viel weniger giftig als unsere in Mittel- und Südeuropa vorkommende *Colchicum autumnale.*

Charakteristik: Die bis 40 cm große ausdauernde Pflanze bringt im Frühjahr meist drei längliche grundständige Blätter hervor, in welchen die Fruchtstände eingebettet sind. Die Frucht ist eine dreifurchige eiförmige Kapsel. Im Juni/Juli sind die Samen reif und die Blätter welk und abgestorben. Sie haben ihre Kraft an die Zwiebel abgegeben, die im September/Oktober die neuen Blüten treibt. Die Herbstzeitlose finden wir auf Wiesen und in Auwäldern auf nährstoffreichen Lehm- und Tonböden von der Ebene bis ins Gebirge, in den Alpen bis 1.400 m. Sie ist eine überaus giftige Pflanze, deren Giftwirkung schon im Mittelalter bekannt war.

Verwendung: Die Herbstzeitlose wird seit dem 17. Jahrhundert medizinisch genutzt. Gesammelt werden die reifen Samen im Juni/Juli und die Zwiebel im Frühjahr oder kurz vor der Blüte. Der Wirkstoff ist das stark giftige Alkaloid Colchicin, das die Zellteilung hemmt. In der Medizin wird es bei Gicht angewendet und homöopathisch bei Gelenkrheumatismus. In der Pflanzenzüchtung wird Colchicin, das 1819 von Pelletier und Caventou entdeckt wurde, zur Erzeugung polyploider Rassen benützt. Bei der hohen Giftigkeit verbietet sich eine Selbstmedikation mit *Colchicum,* das ist aber kein Grund, sie nicht in unserem Heilpflanzengarten anzusiedeln.

WEISSER AFFODILL

Ein anderes, sehr schönes Liliengewächs ist der **WEISSE AFFODILL** *(Asphodelus albus).* Als Sinnbild der Trauer ist er seit alters her in Südeuropa kultiviert worden. Die fleischigen Wurzeln wurden auch gegessen.

Charakteristik: Affodill ist eine stattliche Pflanze, bis zu 1 m hoch, mit dunkelgrünen dreikantigen Blättern. Diese bilden eine grundständige Rosette, aus der sich ein Blütenschaft mit dichter, reich verzweigter Traube erhebt. Die Einzelblüte ist weiß, mit 6 Perigonblättern, die einen grünen oder rosa Mittelnerv haben, Blütezeit: April bis August. Die Pflanze hat einen Wurzelstock mit zahlreichen rübenähnlichen, fleischigen Wurzeln. Der Weiße Affodill ist ein Bewohner der Mittelmeerländer und kommt in Strandnähe vor, wo er Fels- und Tuffsteinregionen bevorzugt. Man findet ihn aber auch in den Südalpen bis in den westlichen Balkan. Bei stärkerem Nachtfrost und Dauerfrost muß *Asphodelus albus* eine Abdeckung aus Laub oder Stallmist erhalten. Die Art steht in der Schweiz unter Naturschutz.

Verwendung: Das Sammelgut sind die Wurzeln. Während der Ruhephase im September/Oktober, wenn der oberirdische Teil vertrocknet ist, oder im März, vor Beginn der Vegetationsperiode, werden diese ausgegraben, nach dem Waschen in Stücke geschnitten und an der Sonne getrocknet. Um eine Schimmelbildung zu verhindern, muß das Sammelgut häufig gewendet werden. Die Aufbewahrung erfolgt an einem trockenen Ort in Glasbehältern. Affodill hat eine lange Tradition als lokal anzuwendendes Heilmittel und in der Kosmetik. So wird ein Brei von frischen Wurzeln zum Aufhellen von Sommersprossen verwendet. Bei Hautkrankheiten werden 5 g auf 100 ml Wasser kalt angesetzt, aufgekocht und damit Kompressen getränkt, die man auf die betroffenen Stellen auflegt. Damit erzielt man eine abschwellende und erfrischende Wirkung auch bei Sonnenbrand.

Eine besonders schöne Blume, die früher als Heilpflanze in hohem Ansehen

KAISERKRONE

stand, ist die **KAISERKRONE** *(Fritillaria imperialis)*. In der Türkei wurde sie zuerst im Garten kultiviert. Clusius (1526–1609) brachte sie von dort nach Wien. Bald darauf gelangte sie nach England, wo sie Persian lily (persische Lilie) genannt wurde. Ihr lateinischer Name war damals *Corona imperialis* (Kaiserkrone). Der heutige Gattungsname *Fritillaria* kommt vom lateinischen „fritillus" (Würfelbecher), und eine Gattung mit 100 Arten wird danach benannt. Die Züchtung befaßte sich bald mit der Kaiserkrone, und es entstanden die verschiedensten Kulturformen – weiße, gelbe, rosa und auch gescheckte und gefüllte Sorten.

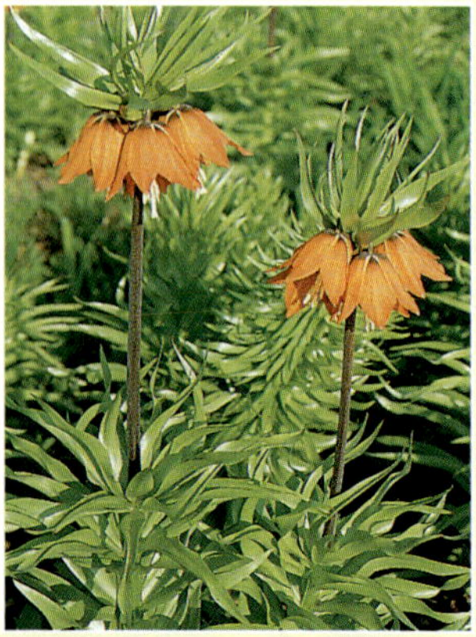

Kaiserkrone

Charakteristik: Die Kaiserkrone ist ein Liliengewächs mit einer dicken Zwiebel, die mindestens 12 cm tief in die Erde gebracht werden soll. Zu Hause ist sie in Asien, vom westlichen Himalaja, Iran bis in die Türkei. Die Wildform blüht ziegelrot und kann bis zu 1 m hoch werden. An der Spitze des Blütenschaftes hängen unter einem Blattschopf (der „Krone") die sechszähligen, glockenförmigen Blüten.

Verwendung: Die Zwiebeln enthalten das Alkaloid Imperialin, das ein offizinelles Herzgift war, außerdem haben sie einen sehr unangenehmen strengen Geruch, der der Pflanze den Namen „Stinklilie" einbrachte. Der Geruch soll Wühlmäuse vertreiben, und daher hat man die Kaiserkrone häufig zwischen die Gartenbeete gepflanzt.

SCHOPF-TRAUBEN-HYAZINTHE

Als letztes Liliengewächs für den Steingarten haben wir die **SCHOPF-TRAUBENHYAZINTHE** *(Muscari comosum,* früher *Leopoldia comosa)* ausgewählt. Sie hat auch den Namen „Bisamhyazinthe". Die heilkräftigen Eigenschaften stecken in der Zwiebel.

Charakteristik: Die Zwiebel ist eiförmig und hat einen Durchmesser von 2–4 cm. Sie treibt 2–4 Blätter und einen Blütenschaft mit einem langgestreckten lockeren Blütenstand. Der untere Teil des Blütenstandes besteht aus fertilen Blüten, jede an einem Stiel sitzend. Diese Blüten haben eine oliv-violette Farbe. Die sterilen Blüten, die den Schopf bilden, der der Pflanze den Namen gab, sitzen am Ende des Blütenstandes mit sehr kleinen blauvioletten Blüten. Die Blütezeit ist Mai/Juni. Ihre Heimat ist Nordafrika, von dort hat sich die Pflanze nach Süd- und Mitteleuropa ausgebreitet, wo sie vom Flachland bis ins Gebirge vorkommt. Man findet sie in Wäldern, an Felshängen und auch auf Kulturland, z.B. in Weinbergen.

Verwendung: Im Februar/März, vor der Blüte, wird die Zwiebel ausgegraben, von den trockenen Außenschalen befreit und in frischem Zustand angewendet. Medizinische Eigenschaften: erweichend und harntreibend. Gegen Furunkel hilft ein Brei aus gekochten frischen Zwiebeln, der, mit einer dazwischengelegten Kompresse, für eine Viertelstunde auf die betreffende Stelle aufgebracht wird.

Um ein- und zweijährige Heilkräuter im Steingarten unterzubringen, sollten

Sie Platz freihalten. Einjährige säen Sie entweder im zeitigen Frühjahr, wenn der Frost aus dem Boden ist, oder – noch besser – im späten Herbst, solange der Boden noch offen ist, an Ort und Stelle aus. Die Samen überwintern und keimen im Frühjahr, wenn der Boden die erforderliche Keimtemperatur hat. Dafür noch zwei Beispiele:

ERDRAUCH

Der **ERDRAUCH** *(Fumaria officinalis)* ist ein Ackerunkraut, das aus dem Mittelmeergebiet stammt und längst bei uns eingebürgert ist. Im Getreidefeld stützt er sich an den umgebenden Halmen und wächst in die Höhe, so kann er bis zu 70 cm erreichen. Auf diese Art wachsende Pflanzen bezeichnet man als Spreizklimmer. Nimmt man ihnen die Stütze, sacken sie zu einem Knäuel zusammen. Ohne Stützpflanzen kriecht er am Boden. Er gehört zur Familie der Mohngewächse, die ja viele Heilpflanzen unter ihren Mitgliedern hat.

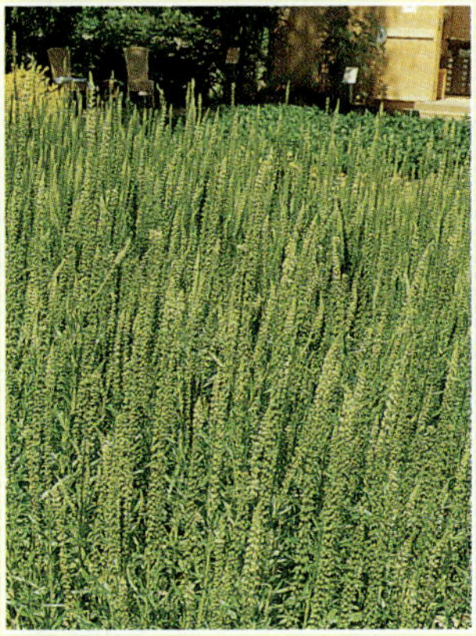
Färber-Reseda

Charakteristik: Der Erdrauch ist eine zierliche Pflanze mit fein zerschlitzten Blättern, die bläulichgrün bereift sind. Die Blüten stehen in rosafarbenen Trauben, manchmal auch purpurfarben, selten weiß, Blütezeit: April bis September.

Verwendung: Der Name *Fumaria* wird aus dem Lateinischen abgeleitet. „Fumus" heißt Rauch, und in alter Zeit hat man die Pflanze verbrannt und mit dem Rauch Zauberei getrieben. Auch als Heilpflanze, deren medizinische Eigenschaften gerühmt wurden, war *Fumaria* im Altertum bekannt. Der Wirkstoff ist das Alkaloid Fumarin, das den Blutdruck in niedriger Dosis steigert, in hoher Dosis dagegen senkt. Bei krampfartigen Beschwerden der Gallenwege eingesetzt, wird dem Erdrauch die besondere Fähigkeit zugeschrieben, die Produktion der Galle – jener für die Fettverdauung wichtigen Flüssigkeit – so zu regulieren, daß eine Überproduktion gebremst, eine zu geringe Produktion dagegen gesteigert wird. Gesammelt wird das Kraut zur Blütezeit (Mai bis September), dann wird es gebündelt an einem schattigen Ort zum Trocknen aufgehängt und in Glas- oder Tongefäßen aufbewahrt. Von dem Tee (1 Teelöffel/Tasse) trinkt man dreimal 1 Tasse vor den Mahlzeiten.

ACKER-GAUCHHEIL

Die andere einjährige Heilpflanze ist ein Primelgewächs, *Anagallis arvensis,* der **ACKER-GAUCHHEIL.** Der Name sagt bereits, wo wir ihn finden können; die deutsche Bezeichnung drückt auch aus, wofür man die Pflanze benützte: Man meinte nämlich, damit Schwachsinn heilen zu können! Ein geistig Zurückgebliebener, ein Narr, wurde einst „Gauch" genannt.

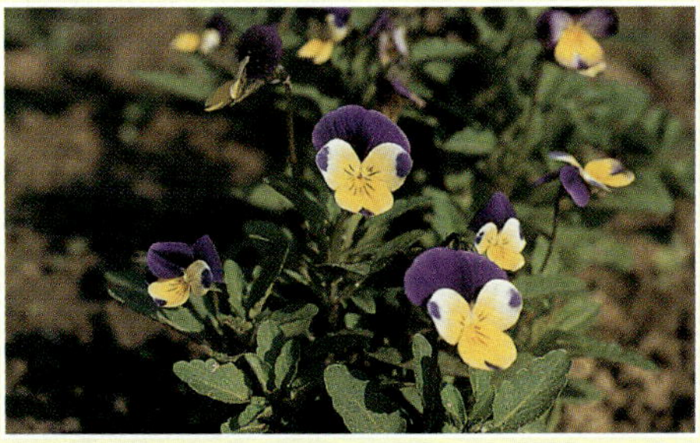
Stiefmütterchen

Charakteristik: Hat die Pflanze Platz, liegt sie flach auf dem Boden und die vierkantigen Stengel können 30 cm lang werden. Sie haben gegenständige, ungestielte Blätter, und in den Blattachseln sitzt auf einem dünnen, langen Stiel je eine Blüte. Je nach Bodenbeschaffenheit, ob sauer oder alkalisch, sind die Blüten blau oder rot, Blütezeit: Juni bis Oktober. *Anagallis arvensis* ist in ganz Europa zu Hause und wächst auf trockenen Böden an Wegrändern, Feldrainen, Obst- und Weingärten.

Verwendung: Zur Blütezeit wird das Kraut gesammelt. Es wird am Wurzelhals abgeschnitten und in dünner Schicht im Schatten getrocknet; dabei muß es häufig gewendet werden. Aufbewahrt wird es in Papier- oder Stoffsäckchen. Acker-Gauchheil wirkt auf die Haut, hat aber verschiedene ungünstige Nebenwirkungen, daher sollte er innerlich nur auf ärztliches Anraten genommen werden. Äußerlich hilft es bei geschwollenen und müden Beinen und Füßen. Einen Tee (3 g auf 100 ml Wasser) ins Fußbad geben, aber nicht mit offenen Wunden in Kontakt bringen und nicht einreiben!

Zweijährige werden im Sommer ausgesät, sie keimen in verhältnismäßig kurzer Zeit nach der Aussaat und entwickeln noch im selben Jahr kräftige Pflanzen. Wenn wir an Ort und Stelle ausgesät haben, wo die Pflanzen ihren Standort bekommen sollen, müssen wir verziehen und nur die am besten entwickelten Sämlinge stehen lassen. Im nächsten Jahr kommen die Pflanzen zur Blüte. Haben wir die Jungpflanzen in einem Beet herangezogen, können wir sie im Herbst oder im folgenden Jahr an Ort und Stelle setzen. Geschieht das noch im Herbst, muß darauf geachtet werden, daß die Pflanzen vor dem Wintereintritt angewachsen sind, also nicht zu spät umpflanzen!

Die beiden Zweijährigen, denen wir einen Platz im Steingarten geben wollen, sind die **FÄRBER-RESEDA** und das **WILDE STIEFMÜTTERCHEN.**

FÄRBER-RESEDA

Reseda luteola, die **FÄRBER-RESEDA,** zählt zur Familie der *Resedaceae,* die mit 6 Gattungen und etwa 70 Arten hauptsächlich im Mittelmeerraum zu finden ist. In erster Linie ist *Reseda luteola* eine Färberpflanze, und die ältesten bekannten Belege für ihren Verwendungszweck stammen aus der Jungsteinzeit. Bei den Römern hieß sie „lutum", bei den Deutschen „Gilbkraut" oder „Wau". Der gelbe Farbstoff Luteolin wurde bis zur Erfindung der Anilinfarben zum Färben von Wolle, Pflanzentextilien und Holz verwendet, der Färberwau wurde feldmäßig angebaut. Daß er auch eine Arzneipflanze ist, ist weniger bekannt.

Charakteristik: *Reseda luteola* bildet im ersten Jahr eine am Boden liegende Blattrosette. Die Pflanze hat eine kräftige Pfahlwurzel und sollte in möglichst jungem Zustand an die Stelle gepflanzt werden, an der sie als blühende Pflanze stehen soll. Im zweiten Jahr entwickelt sich aus der Rosette ein bis zu 1 m hoher Blütenschaft. Dieser ist hohl und gar nicht oder nur wenig verzweigt. Die Blüten stehen in einfacher, aufrechter Traube und sind grünlichgelb. Während der Blütezeit (Juni/Juli) vertrocknet die Blattrosette, die Pflanze stirbt nach der Blüte ab. In der Natur findet man *Reseda luteola* an Böschungen, Bahndämmen, Mauern, in Ruinen, im Kiesbett von Bächen und Flüssen, am häufigsten an sonnigen Stellen auf Kalkstein.

Verwendung: Medizinische Eigenschaften: harn- und schweißtreibend. Die blühenden Sproßspitzen werden zu Beginn der Blütezeit geschnitten, an einem luftigen Ort im Schatten aufgehängt und getrocknet, danach in Papier- oder Stoffsäckchen aufbewahrt. Vom Tee (3 g auf 100 ml Wasser) trinkt man bei Bedarf 2–3 kleine Tassen am Tag.

STIEFMÜTTERCHEN

Das **STIEFMÜTTERCHEN** *(Viola tricolor)* gehört zur Familie der Veilchengewächse *(Violaceae),* die mit 16 Gattungen und etwa 800 Arten weltweit verbreitet ist. 1874 setzte Theodor Storm mit der Novelle „Viola tricolor" dem Ackerstiefmütterchen oder Dreifarbigen Veilchen ein Denkmal.

Charakteristik: *Viola tricolor* ist in Europa beheimatet, von der Ebene bis ins Gebirge, in den Alpen bis in 2.700 m; der ebenso gebräuchliche Name Ackerstiefmütterchen sagt bereits aus, wo man es finden und sammeln kann. Die Stiefmütterchen werden 10–30 cm hoch und blühen weiß, gelb, violett, einfarbig oder bunt. Blütezeit ist Mai bis Oktober. Im Sommer ausgesät, entwickeln sich Jungpflanzen, die in kleinen Gruppen an ihren Standort gesetzt werden. Im kommenden Jahr kann man die Pflanzen sich selbst aussäen lassen und verzieht und pflanzt dorthin, wo sie zur Geltung kommen.

Verwendung: Das Stiefmütterchen war bereits im Mittelalter als Heilpflanze bekannt. Albertus Magnus erwähnt es als Heilkraut im 13. Jahrhundert. Um 1435 nennt es Johannes Hartlieb in seinem Kräuterbuch als Mittel gegen „hitzige Fieber"; im „Gart der Gesundheit" von 1485 heißt es „Freyschenkrut", wobei „freyschen" eine alte Bezeichnung für krampfartige oder epileptische Anfälle kleiner Kinder war. In einem alten Kräuterbuch aus dem Jahr 1610 steht, es heile *„Ritzen und Schrunden",* und seit der Renaissance wird es gegen Hautausschlag, Milchschorf und Geschwüre eingesetzt.
Die Pflanze wird während der Blütezeit geschnitten und in dünnen Schichten im Schatten getrocknet. Die Aufbewahrung erfolgt in Papier- oder Stoffsäckchen. Auch der frischgepreßte Saft kommt zur Anwendung. Die Pflanze zeichnet sich durch hustenlindernde und auswurffördernde sowie abführende, blutreinigende, fiebersenkende, krampflösende und schweißtreibende Wirkung aus. Die Anwendung erfolgt sowohl innerlich als auch äußerlich. Zur innerlichen Anwendung trinkt man Tee (2 Teelöffel auf 1/4 l Wasser, 10 Min. ziehen lassen), 2–3 Tassen täglich. Für Kleinkinder, die unter Milchschorf oder Ekzemen leiden, bereitet man die Nahrung mit dem Stiefmütterchentee zu. Äußerlich wirkt der Tee, indem man eine Mullbinde damit tränkt und auf die betroffene Stelle legt.

Wir haben den Steingarten mit den verschiedensten Heilpflanzen bestückt. Zur weiteren Auswahl folgen hier noch einige Arzneipflanzen, die im Alpinum angesiedelt werden können.

Kleines Habichtskraut *Hieracium pilosella* *(Compositae)*	Ausdauernd, ausläufertreibend, gelbe Einzelblüten im Mai bis Oktober. Harntreibend, fiebersenkend, entzündungshemmend.

Römische Kamille *Anthemis nobilis* *(Chamaemelum nobile)* *(Compositae)*	Siehe S. 78. Ausdauernd, weiße Zungenblüten mit gelben Körbchen, Juni bis Oktober. Fiebersenkend, krampflösend, wundheilend, magenwirksam.
Aschenpflanze, Greiskraut *Senecio cineraria* *(Compositae)*	Halbstrauch, gelbe, dicht stehende Trugdolde, Mai bis August. Entzündungshemmend bei Augenlidreizung und Bindehautentzündung. Frostschutz erforderlich!
Kleiner Wiesenknopf *Sanguisorba minor* *(Rosaceae)*	Ausdauernd, Blütezeit Mai/Juni. Appetitanregend, verdauungsfördernd, adstringierend, wirksam gegen Hämorrhoiden.
Dornige Hauhechel *Ononis spinosa* *(Leguminosae)*	Halbstrauch, bis 70 cm hoch, Blütezeit Juni bis September. Harntreibend, reinigend, entzündungshemmend.
† Frühlings-Adonisröschen *Adonis vernalis* *(Ranunculaceae)*	Giftig! Staudig, Blütezeit April/Mai, leuchtend gelb. Herzwirksam, sedativ, in der Volksmedizin gegen Gicht und Wassersucht angewendet. Steht unter Naturschutz!
Muskatellersalbei *Salvia sclarea* *(Labiatae)*	Siehe S. 87. Staudig, umfangreich!
† Christrose *Helleborus niger* **† Stinkende Nieswurz** *Helleborus foetidus* **† Grüne Nieswurz** *Helleborus viridis* *(Ranunculaceae)*	Giftig! Staudig, wintergrün. Hilft bei Hautausschlag, niesreizerregend. *H. niger* und *H. viridis* stehen unter Naturschutz!
Kamaßzwiebel, Indianerzwiebel *Camassia quamash* *(Liliaceae)*	Zwiebelgewächs, bis 80 cm hoch, Blütezeit Mai/Juni, Farben: weiß, bläulich, purpurviolett. Bei den Indianern Nordamerikas wichtiges Nahrungsmittel und Heilpflanze.

WURMFARN

Dort, wo sich Teich, Wiese und Alpinum treffen und Gehölze die Wiese begrenzen, ist Platz für eine Farngruppe. Auch unter den Sporenpflanzen gibt es einige Heilkräuter, und der **WURMFARN** ist eine sehr alte Heilpflanze. Botanisch heißt er *Dryopteris filix-mas,* was übersetzt ungefähr „männlicher Flügeleichenfarn" bedeutet: griechisch „drys" (Eiche) und „pteron" (Flügel), lateinisch „filix" (Farn) und „mas" (Mann). Und wie es sich gehört, ist *Dryopteris filix-mas* größer und kräftiger als der zierlichere Frauenfarn, *Athyrium filix-femina.* Wurmfarn heißt er, weil er seit alters her und auch heute noch als Wurmmittel verwendet wird, auch bei Tieren in der Veterinärmedizin.

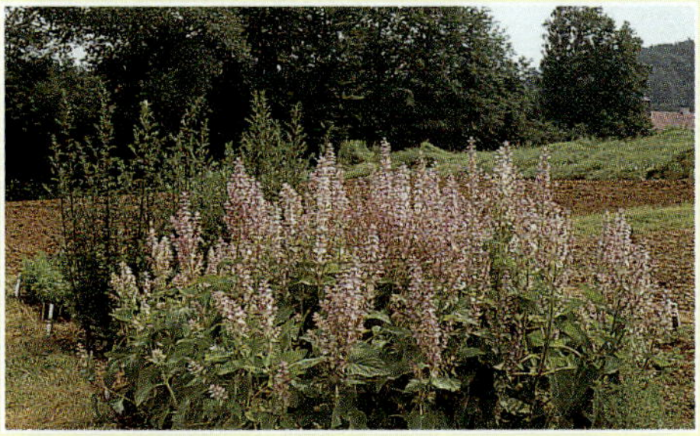

Muskatellersalbei

Charakteristik: Die Pflanze ist ausdauernd, winterhart und, was den Boden angeht, anspruchslos. Sie ist häufig in Wäldern anzutreffen. Im Gebirge findet man sie bis in 2.500 m Seehöhe. Als Standort liebt sie etwas feuchte, schattige Stellen.
Der Wurmfarn hat einen oberflächlich wachsenden Wurzelstock, der 30 cm lang werden kann und mit goldbraunen Spreuschuppen bedeckt ist. Die Blätter, bei Farnen „Wedel" genannt, stehen in dichten trichterförmigen Büscheln. Wenn die Wedel auszutreiben beginnen, sind sie zu einer Spirale aufgerollt wie ein Bischofsstab. Ausgewachsen erreichen sie eine Länge von 1 m oder mehr. Am Stiel des Wedels stehen 20–40 tief fiederspaltige Fiederpaare, an deren Unterseite die Sporen in sogenannten Fruchthäufchen (Sori) sitzen. Im Juli/August sind die Sporen reif, dann kann man die Wedel „ausstäuben".

Verwendung: Außer dem Wurzelstock werden auch die getrockneten Wedel medizinisch genützt. Ihre Anwendung erfolgt äußerlich. Bei Arthritis und Rheumatismus wird eine Breipackung auf die betroffenen Stellen gelegt, oder man reibt die erkrankten Stellen mit einem Auszug ein: 20 g auf 100 ml 60%igem Alkohol 5 Tage lang ansetzen. Ein anderes Einreibemittel wird von Pfarrer Künzle empfohlen: Ein großes Büschel Farnkraut samt den Wurzeln zerhacken und mit 4–5 l Obst- oder Weinessig übergießen und 3 Tage ziehen lassen, dann abseihen und in einem geschlossenen Gefäß aufbewahren. Altbekannt ist auch die schmerzlindernde Wirkung der Wurmfarnblätter in Kissen- und Matratzenfüllungen.

Schling- und Kletterpflanzen

In fast jedem Garten gibt es Möglichkeiten, am Zaun, an der Hauswand oder an einer Pergola Schling- und Kletterpflanzen zu ziehen. Auch unter diesen gibt es eine Anzahl von Heilpflanzen, krautige Gewächse als einjährige und staudige sowie Gehölze. Da treffen wir alte Bekannte wie den Weinstock und die Brombeere, aber auch exotische Fremdlinge wie den Flaschenkürbis. Starke Wucherer, die im Zaum gehalten werden müssen, finden sich ebenso wie empfindliche, zumindest im Jugendstadium schutzbedürftige Pflanzen. Eine

Auswahl dieser kletternden Arzneipflanzen soll hier vorgestellt werden. Beginnen wir mit den Einjährigen. Bei ihnen können wir Jahr für Jahr den Standort wechseln. Wird selbst ausgesät, kann dies im Topf geschehen und die durchgewurzelte Jungpflanze wird an ihrem Standort ausgepflanzt. Wenn an Ort und Stelle ausgesät wird, verzieht man die Sämlinge nach dem Auflaufen und läßt die kräftigsten weiterwachsen. Wichtig ist es, den Jungpflanzen frühzeitig eine Kletterhilfe zu geben, da sie sich in den in der Umgebung wachsenden Pflanzen festranken. Das Auspflanzen sollte erfolgen, wenn keine Nachtfröste mehr zu befürchten sind, denn Minusgrade können die Pflanzen nicht überstehen. Tritt doch noch einmal Nachtfrost auf, müssen die Setzlinge durch eine Folie oder eine andere Abdeckung geschützt werden.

In der Familie der Kürbisgewächse gibt es eine ganze Anzahl von heilkräftigen Pflanzen. Melone, Gurke und Kürbis sind alte Kulturpflanzen und werden vom Menschen seit Jahrhunderten in vielen Sorten gezüchtet und angebaut. Die ersteren sind im Abschnitt „Historische Gärten“ (im Klostergarten des Walahfried Strabo) aufgeführt.

KÜRBIS

Den **KÜRBIS** *(Cucurbita pepo)* wollen wir als Beispiel für ein Rankgewächs an einem Spalier oder an einem Zaun als einjährige Pflanze vorstellen. Es gibt ihn in vielen Varietäten. Die Pflanzenzüchtung brachte im Laufe der Zeit die unterschiedlichsten Zier- und Nutzpflanzensorten hervor, vom kleinfrüchtigen Warzenkürbis bis zum riesenfrüchtigen Gemüsekürbis ‚Gelber Zentner‘.
Der Kürbis stammt aus Lateinamerika und war, schon lange bevor Kolumbus die Neue Welt entdeckte, eine Kulturpflanze der Indianer. Sie bauten ihn gemeinsam mit der Bohne *(Phaseolus vulgaris)* und dem Mais *(Zea mays)* auf demselben Feld an. Auch diese „Amerikaner“ sind längst bei uns heimisch. Nach Europa kam der Kürbis als erstes amerikanisches Gemüse im 16. Jahrhundert. Ein Schwerpunktgebiet für den Kürbisanbau zur Gewinnung der Kerne und des Kernöls ist heute die Steiermark.

Verwendung: Zum medizinischen Gebrauch dienen in erster Linie die Kerne, hauptsächlich bei Prostatabeschwerden. Die Samen (geschälte Kürbiskerne) werden im August bis Oktober geerntet und an der Luft getrocknet. Man nimmt von den Samen 2–3mal täglich 1 Eßlöffel. Frisches Fruchtfleisch, auf Brandwunden gebracht, ist schmerzlindernd und trägt zur Heilung bei. Saft aus frischem Fruchtfleisch wirkt abführend, und gekocht oder roh gegessen, hilft es bei Blasenentzündungen. Kürbis enthält Vitamin A und C sowie viele Spurenelemente und wird in der Kosmetik für Masken und Lotionen verwendet, um eine schöne und straffe Haut zu erhalten.

FLASCHENKÜRBIS

Drei weitere Kletterpflanzen gehören auch zu den Kürbisgewächsen. Als ebenfalls einjährige Pflanze sei hier die Kalebasse oder der **FLASCHENKÜRBIS** *(Lagenaria siceraria)* genannt, der schon im Capitulare de villis und bei Walahfried Strabo erwähnt wird. Seine Heimat sind die Tropen der Alten Welt. Er ist aber in die klimatisch warmen Zonen Amerikas verschleppt worden und auch dort weit verbreitet. Der Flaschenkürbis wird so herangezogen wie *Cucurbita pepo.* Im Gegensatz zum gelb blühenden Kürbis blüht die Kalebasse weiß. Sie wurde von den alten Römern „Cucurbita" genannt, und Plinius d. Ältere widmete ihr in seiner Naturgeschichte eine eigene Beschreibung. Im alten China wurde *Lagenaria siceraria* kultiviert und galt durch seine verholzende Frucht als Symbol für Langlebigkeit.

Verwendung: Die Blüte wurde als Gegenmittel bei Vergiftungen angewendet. Neuerdings wird der Flaschenkürbis als Diabetesmittel gebraucht.

† ZAUNRÜBE

Einheimisch sind zwei Gewächse, die aus der Kürbisfamilie stammen und sich sehr ähnlich sehen. Es geht um zwei Arten der Gattung † **ZAUNRÜBE:** *Bryonia alba,* die **WEISSE ZAUNRÜBE,** und *Bryonia dioica,* die Zweihäusige oder **ROTE ZAUNRÜBE.** Es ist schon etwas schwierig: Die Weiße Zaunrübe hat schwarze Beeren und eine weiße Rübe, aber die findet man bei der *Bryonia dioica* auch. Die weibliche Pflanze der Zweihäusigen Zaunrübe hat rote Beeren.
Beide Zaunrüben sind tüchtige Kletterer, staudig und giftig, insbesondere die Beeren und die Wurzeln. Der deutsche Volksname „Tollrübe" weist auf ihre Giftigkeit hin. In ihrer arzneilichen Bedeutung sind beide Arten gleich, und hier zeigt der Name „Gichtwurz" an, um welche Arznei es sich handelt. Der botanische Name *Bryonia* kommt aus dem Griechischen von „bryo" = wachsen, sprossen, und schnelle Wachser sind die Zaunrüben tatsächlich.
Ursprünglich im Mittelmeergebiet zu Hause, sind die Zaunrüben-Arten als Gartenflüchtlinge bei uns eingebürgert. Den Ärzten der Antike war die Zaunrübe wohlbekannt, und von Plinius ist sie eigens beschrieben worden. Im Mittelalter wurde sie als Hexenpflanze verwendet, und aus der Wurzel wurden Alraunmännlein geschnitzt und als Zaubermittel teuer gehandelt. Die Wurzeln (Rüben) können bis zu $2^1/_2$ kg schwer werden, und mit etwas Phantasie kann man in ihnen menschliche Gestalten erkennen. Wenn da mit dem Schnitzmesser etwas nachgeholfen wird, kommt leicht eine Alraune zustande.
Von dem Vererbungsforscher Carl Correns (1864–1933), einem der Wiederentdecker der Mendelschen Regeln und späteren Direktor des Kaiser-Wilhelm-Instituts für Biologie in Berlin-Dahlem, wurden in den Jahren 1903 und 1907 mit der zwittrigen *Bryonia alba* und der zweihäusigen *Bryonia dioica* erstmals Kreuzungen durchgeführt, um die Geschlechtsvererbung zu erforschen (Theorie der genotypischen Geschlechtsbestimmung).

Charakteristik: Die Rote Zaunrübe ist eine bis 4 m hoch rankende Staude mit zahlreichen dünnen Stengeln und hellgrünen Blättern. Die achselständigen Blüten der zweihäusigen Pflanze sind grünlichweiß bis weißgelb, männliche in langgestielten Trauben, weibliche in kurzgestielten Büscheln, Blütezeit: Juni bis September. Die Früchte der Roten Zaunrübe sind kirschrote Beeren, jene der sonst ähnlichen Weißen Zaunrübe sind hingegen schwarze Beeren.

Verwendung: Das Sammelgut ist die Wurzel, die im Frühjahr beim ersten Austreiben ausgegraben wird. Sie wird hauptsächlich frisch verarbeitet, da

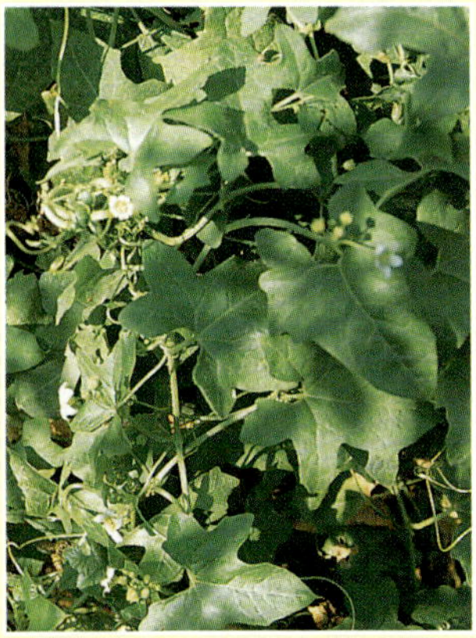
Zaunrübe

im getrockneten Zustand ein großer Teil der Wirksamkeit verlorengeht. Die Wurzel hat eine stark abführende Wirkung. Früher wurde sie als Abtreibungsmittel gebraucht. Heute gelangt *Bryonia* hauptsächlich in der Homöopathie zum Einsatz.

Als einjährige Kletterpflanze soll noch die schöne und anspruchslose **KAPUZINERKRESSE** *(Tropaeolum majus)* erwähnt werden. Die *Tropaeolaceae* bilden eine Pflanzenfamilie mit zwei Gattungen und 80 Arten und sind in Südamerika hauptsächlich im Andengebiet zu Hause.

Charakteristik: Die allbekannte Gartenblume Kapuzinerkresse stammt aus Peru und wurde im 17. Jahrhundert nach Europa gebracht. In der Kultur ist sie denkbar einfach. Die Aussaat erfolgt an Ort und Stelle. Auf stark gedüngtem Boden bringt sie viele Blätter, aber wenig Blüten hervor. Sie blüht rot, gelb oder orange von Juni bis September. Leider ist die Kapuzinerkresse stark anfällig für Blattläuse.

KAPUZINERKRESSE

Verwendung: Die Kapuzinerkresse besitzt Inhaltsstoffe, die antibiotisch wirken. Frischer Saft, 1–2 Eßöffel täglich hilft bei Infektionen der Harnwege wie der Bronchien. Er ist schleimlösend und lindert Hustenreiz. Weitere medizinische Eigenschaften: menstruationsfördernd und tonisch. Der hohe Vitamin-C-Gehalt macht die Blätter zu einem Antiskorbutmittel. Sie werden auch gerne als Salat gegessen. Bei Menschen mit empfindlicher Magenschleimhaut können sie Magenstörungen hervorrufen. Blütenknospen und junge Samen können als Kapernersatz in Essig eingelegt werden.

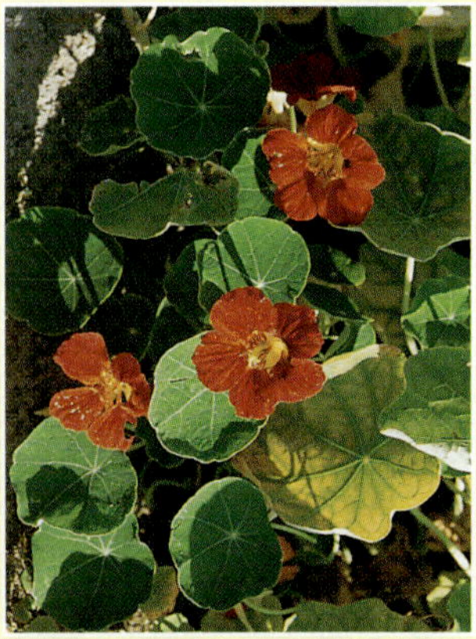
Kapuzinerkresse

Die nächsten Heilpflanzen sind ausdauernd. Jedes Jahr schicken sie ihre krautigen Triebe als Schlinger in die Höhe.

Ein außerordentlich starker Wucherer ist *Calystegia sepium,* die **ZAUNWINDE.** Wer sich diese Pflanze in den Garten holt, sollte sie in eine große, fugenlose Wanne setzen, damit die unterirdischen Rhizome nicht den ganzen Garten erobern. *Calystegia* gehört zu den *Convolvulaceae,* den Windengewächsen. Der deutsche Name „Zaunwinde" deutet bereits an, wo sie gerne wächst. In manchen Gegenden kennt man sie unter dem Namen „Muttergottesgläschen", und die Legende erzählt, daß Maria auf der Flucht Durst bekam, aber kein Gefäß hatte, Wasser zu schöpfen. Da ließ die Zaunwinde ihre Blüten aufgehen und bot sie Maria als Trinkgefäß an – so kam die Blume zu ihrem Namen.

ZAUNWINDE

Charakteristik: Die Zaunwinde hat große, pfeilförmige Blätter, die Blüten sind bis 6 cm lang und trichterförmig. Sie blüht meist weiß von Juni bis September. Wild finden wir die Zaunwinde besonders gerne an Ufern, wo sie in das Gebüsch klettert und ins Röhricht hineinwächst.

Verwendung: Als Heilpflanze ist sie altbekannt, Wurzeln und Blätter wurden als Abführmittel genommen. Im Mittelalter wurde die Zaunwinde von arabischen Ärzten als Mittel gegen Gelbsucht angewendet, und es ist erwiesen, daß sie die Gallensekretion fördert. Die wirksamen Teile sind Blätter und Wurzeln, die von Juni bis September gesammelt werden und im Schatten trocknen sollen. Die Anwendung ist innerlich. Vom Tee aus Zaunwindenblättern (5 g auf 1 l Wasser, 10 Min. ziehen lassen) werden täglich 3 Tassen getrunken, davon die erste auf nüchternen Magen.

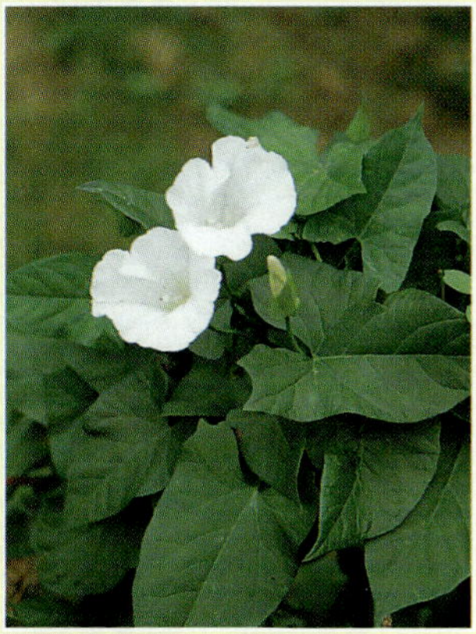

Zaunwinde

HOPFEN

Dieselben Biotope wie die Zaunwinde liebt auch der **HOPFEN** *(Humulus lupulus)*. *Humulus* bildet eine Gattung mit 2 Arten in der Familie der Hanfgewächse *(Cannabaceae)*. *Humulus lupulus* ist zweihäusig, und die weiblichen Pflanzen sind als „Bierhopfen" seit Jahrhunderten in Kultur. Sie werden in sogenannten Hopfengärten an Stangen und Schnüren gezogen. Sieben Jahre ist eine Pflanze kulturwürdig und liefert das begehrte Hopfenbitter (Lupulin), das für das Bierbrauen notwendig ist. Die alten Griechen kannten den Hopfen schon als Gemüse, und auch heute noch werden Hopfensprossen gegessen.

Charakteristik: Ausdauernde, 3–6 m hohe krautige Liane mit langgestielten Blättern. Blüten der männlichen Pflanzen grünlichweiß, in lockeren Rispen, die der weiblichen Pflanzen in Kätzchen, aus denen sich die gelblichgrünen Fruchtzapfen („Hopfendolden") entwickeln. Blütezeit Mai bis August. Vorkommen: Ebene bis mittlere Gebirgslagen, in den Alpen bis in 800 m Seehöhe.

Verwendung: Die Heilwirkung des Hopfens ist seit dem Mittelalter bekannt. Man entdeckte, daß Hopfen müde macht, und füllte Kissen mit den weiblichen Fruchtständen, den sogenannten Hopfendolden, um gut schlafen zu können. Auch schrieb man ihm eine konservierende Wirkung zu – so wurden Verstorbene in mit Hopfen gefüllte Särge gebettet. Außerdem stellte man fest, daß Hopfen den männlichen Geschlechtstrieb dämpft – vielleicht läßt sich daraus die Tradition der Mönche, die ja in Keuschheit leben sollten, als Bierbrauer herleiten. Das tägliche Bier hat es ihnen vielleicht erleichtert!

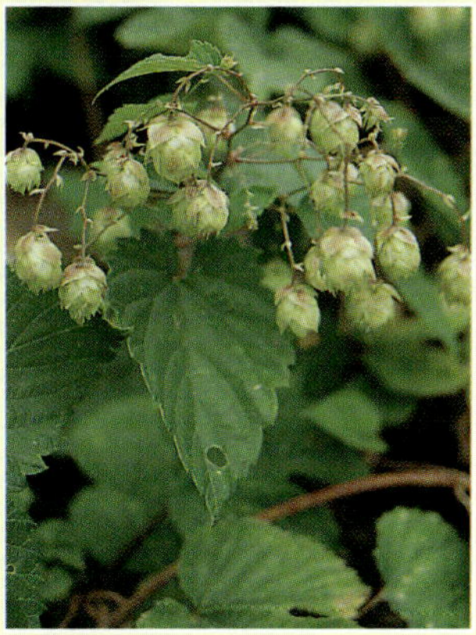

Hopfen

Sammelgut sind die Hopfendolden, sie werden kurz vor der Reife im Spätsommer geerntet. Da durch Lagerung viel von den Wirkstoffen verlorengeht, sollte Hopfen in erster Linie in frischem Zustand verwendet werden. Seine Eigenschaften sind: antiseptisch, appetitanregend, krampflösend, schmerzlindernd, schlaf- und verdauungsfördernd. Von dem Tee (1–2 Teelöffel/Tasse, 10 Min. ziehen lassen) trinkt man je 1 Tasse warm morgens und $^1/_2$ Stunde vor dem Schlafengehen. Solch ein Hopfentee ist auch ein Haarpflegemittel und wird zur Haarwäsche genommen. In der Kosmetik wird Hopfen dazu verwendet, um faltiger und schlaffer Haut wieder ein glänzendes, glattes und frisches Aussehen zu verleihen.

Vier Gehölze mit kletternden oder schlingenden Eigenschaften, die medizinisch nutzbar sind, sollen noch vorgestellt werden.

BROMBEERE

Die **BROMBEERE** *(Rubus fruticosus)* ist so bekannt, daß die Pflanze nicht beschrieben werden muß – glaubt man zumindest. Wenn man aber hört, daß allein in Mitteleuropa über 200 Kleinarten der Brombeere vorkommen, ist man diesbezüglich nicht mehr ganz so sicher.
Die Brombeere zählt zu den Rosengewächsen, ist ein Halbstrauch und klettert mit Hilfe ihrer Stacheln gern in anderen Sträuchern. Der in diesem Jahr wachsende Trieb bekommt im nächsten Jahr Seitentriebe, trägt Früchte und vertrocknet im folgenden Jahr. Hat man im Garten keine Möglichkeit, die Brombeeren wuchern zu lassen, müssen die Ranken hochgebunden werden. Das trockene Holz wird jedes Jahr ausgeschnitten. Unsere Kultursorten sind erst im 19. Jahrhundert entstanden und häufig Kreuzungen mit amerikanischen Arten. Die Züchtung hat auch stachellose Kultursorten hervorgebracht.

Verwendung: Brombeeren sind reich an Vitaminen und organischen Säuren. Als Heilpflanze hat die Brombeere eine ganze Reihe von medizinischen Eigenschaften: adstringierend, blutzuckersenkend, blutreinigend, harntreibend, tonisch und wundreinigend, auch eine darmregulierende Wirkung wird ihr zugeschrieben. Gesammelt werden die Blütenknospen, die jungen Blätter und jungen Triebe. Das Sammelgut sollte an einem luftigen, schattigen Ort getrocknet werden; Aufbewahrung in Papier- oder Stoffsäckchen. Zum Tee nimmt man 2 gehäufte Teelöffel auf 1/4 l Wasser, 15 Min. ziehen lassen. Man muß ihn aber filtrieren, um auch kleinere Stacheln zurückzuhalten. Als Gurgel- und Mundspülmittel bei blutendem Zahnfleisch werden die Blätter gekocht, man erhält so ein stärkeres Adstringens. Es ist auch zum Tränken von Kompressen geeignet, die bei Hämorrhoiden auf die betroffenen Stellen gelegt werden.

WALDREBE

Bei dem Wort *Clematis* hat der Gartenfreund meist eine wunderschön blühende Schlingpflanze vor Augen, große blaue oder rosa Sterne an einer Laube oder Pergola. Das sind die vornehmen Verwandten unserer einheimischen *Clematis vitalba,* der **WALDREBE.** „Klema" ist im Griechischen die Weinranke, und das aus dem Lateinischen gebildete *vitalba* bedeutet „weißer Wein". In einer alten Nomenklatur war der Name unserer Pflanze *Vitis sylvestris,* was Wein des Waldes heißt.

Charakteristik: Die Waldrebe gehört zu den Hahnenfußgewächsen *(Ranunculaceae),* und die Gattung *Clematis* ist mit 300 Arten weltweit verbreitet. *Clematis vitalba* besiedelt Europa und Vorderasien. Die Blütezeit ist Juni bis August, und nach dem Abblühen entwickeln sich die silbrig glänzenden Flugborsten, die der Pflanze die Namen „Frauenhaar", „Federbaum" und „Herrgottsbart" eingebracht haben. Im Englischen tragen die Samenstände den

Namen „Old man's beard" (Bart des alten Mannes). *Clematis* ist ein starker Wucherer und klettert in die höchsten Bäume, bis 20 m hoch. In der Natur bevorzugt sie kalkreiche Böden und kommt bis in 1.500 m Höhe vor.

Verwendung: Schon im Altertum wußte man um die hautreizende Wirkung der Waldrebe. Man sammelt die Blätter, und Tee von frischen Blättern (30 g auf 1 l Wasser, 10 Min. ziehen lassen) dient als Waschlösung bei Hautgeschwüren. Bei neuralgischen Schmerzen wird ein alkoholischer Auszug von 10 g frischen Blättern, die 2 Tage in 100 ml 60%igem Alkohol eingelegt werden, zum Einreiben empfohlen. In der Homöopathie wird *Clematis vitalba* bei Entzündungen der Schleimhäute, der Lymphdrüsen und des männlichen Genitalsystems angewendet. Eine innerliche Anwendung kann nur über ärztliche Anordnung erfolgen.

GEISSBLATT

Nach dem deutschen Botaniker Adam Lonitzer (1528–1586), der sich Lonicerus nannte, hat die Gattung **GEISSBLATT** *(Lonicera)* ihren Namen. Sie gehört zur Familie der Geißblattgewächse *(Caprifoliceae)* und umfaßt etwa 180 Arten, dazu gehören *Lonicera periclymenum,* das Waldgeißblatt, und *Lonicera caprifolium,* das Wohlriechende Geißblatt. Im Volksmund werden sie „Jelängerjelieber" genannt. Während das Waldgeißblatt heimisch ist, kommt das Wohlriechende Geißblatt aus dem Mittelmeergebiet. Aus beiden Arten wurden Gartenformen entwickelt. Der Duft der gelben, oft rötlich überlaufenen Blüten beider Arten – auch das Waldgeißblatt ist wohlriechend – lockt besonders Nachtfalter an. *L. caprifolium* blüht früher (Mai/Juni) als *L. periclymenum* (Juni/Juli). Die Früchte beider Arten sind rot.

Verwendung: In ihrer medizinischen Bedeutung sind die beiden Arten identisch. Bereits im Altertum war das Geißblatt als Heilpflanze bekannt. Damals wurde hauptsächlich die Rinde als Arzneimittel verwendet. In jüngerer Zeit werden Blätter und Blüten wegen ihrer antiseptischen und harntreibenden Eigenschaften genutzt. Die Blütenstände werden unmittelbar vor dem Aufblühen geschnitten. Blätter und Blüten werden im Schatten getrocknet, wobei sie häufig gewendet werden sollten. Die Blätter werden in Papier- oder Stoffsäckchen aufbewahrt, die Blüten lichtgeschützt in Glas- oder Porzellangefäßen. Medizinische Eigenschaften: adstringierend, hustenstillend, krampflösend, entzündungshemmend, schweiß- und harntreibend. Die Anwendung ist innerlich und äußerlich. Bei Husten, Bronchialkatarrh und Schluckauf hilft ein Tee von 3 g Blüten auf 100 ml Wasser, 1–2 Tassen über den Tag verteilt getrunken. Bei Entzündungen der Schleimhaut in Mund und Rachen läßt man 5 g Blätter auf 100 ml kaltes Wasser aufkochen und gurgelt bzw. spült damit mehrmals täglich. Die Beeren sind nicht genießbar, sie können je nach verzehrter Menge Erbrechen, Durchfall und Krämpfe auslösen. Daher muß man darauf achten, daß sie nicht von Kindern gegessen werden!

WEINSTOCK

„In vino veritas!" Wieviele Sprichwörter, Lieder und Gedichte gibt es zum Lobe des Weines? Wohl unzählige, in vielen Sprachen und zu allen Zeiten.

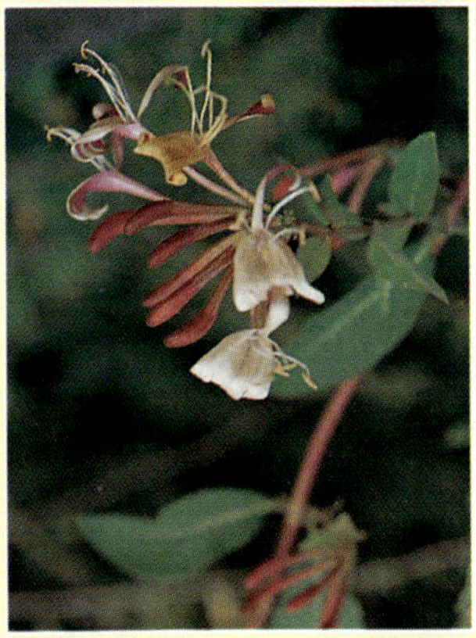

Geißblatt

Der **WEINSTOCK** *(Vitis vinifera)* aus der Familie der Weinrebengewächse *(Vitaceae)* ist eine der ältesten Nutzpflanzen der Menschheit. Der Beginn seiner Kultur verliert sich in prähistorischer Zeit. Bereits bei den alten Kulturvölkern war Weinanbau üblich, und von den Ägyptern kennt man 3.000 Jahre alte Ausmalungen von Grabkammern mit Weinstöcken, die sich durch die ganze Kammer ranken. Nach Europa gelangte die Weinrebe im 6. Jahrhundert v. Chr. durch die Phönizier, als diese Marseille gründeten. In nachchristlicher Zeit nahmen sich die Klöster der Kultur des Weinstocks an, und so gelangte er auch auf die nördliche Seite der Alpen. Heute gibt es über hundert Kultursorten.

Verwendung: Daß im Wein auch Heilkräfte vorhanden sind, wurde schon frühzeitig erkannt und von der modernen Medizin bestätigt. Frische Trauben sind reich an Kalium und verschiedenen Vitaminen. Auch in getrockneten Weinbeeren bleibt ein Großteil der Vitamine erhalten, außerdem sind sie sehr traubenzuckerhaltig. Die entschlackende Frühjahrstraubenkur wird gerne und häufig angewandt. 1–2 kg blaue Trauben täglich sind die beste Basis für eine wirksame Blutreinigung und hilfreich gegen Akne. Das Öl von den Traubenkernen ist reich an ungesättigten Fettsäuren. Außer den Weinbeeren und ihren Kernen haben auch die Blätter medizinischen Wert. Blätter von rotbeerigen Weinstöcken sind besonders reich an Polyphenolen und wirken entzündungshemmend. Die Blätter werden im Herbst, wenn sie sich rot verfärbt haben, gesammelt und im Schatten getrocknet (es ist aber darauf zu achten, daß keine chemisch behandelten Blätter geerntet werden); Aufbewahrung in Papier- oder Stoffsäckchen. Zur Behandlung setzt man die Blätter mit kaltem Wasser an, läßt das Ganze aufkochen und 10 Min. ziehen. Bei Kreislaufbeschwerden nimmt man 4 g Blätter auf 100 ml Wasser und trinkt davon 2–3 Tassen am Tag. Zur äußerlichen Anwendung bei Frostbeulen nimmt man 8 g auf 100 ml und legt damit getränkte Kompressen auf die betroffenen Stellen. Dies wird auch bei Bindehautentzündung empfohlen, dazu nimmt man 5 g auf 100 ml Wasser.

Heilpflanzen im Bauerngarten

Bäuerliche Gärten, in denen diejenigen Nutzpflanzen gezogen wurden, die man nicht feldmäßig angebaut hat, hat es immer gegeben. Der bäuerliche Garten, den wir hier meinen, hat sich aus den Vorbildern der mittelalterlichen Kloster-, Burg- und Schloßgärten entwickelt. Es ist ein „verzierter Nutzgarten", der neben Gemüse, Gewürzen und Heilpflanzen auch ein paar Zierpflanzen enthält. Hier soll einer vorherrschenden Meinung entgegengetreten werden. Der „Bauerngarten" ist nicht das bunte Blumengemisch, welches den Touristen oder den Städter, der zum Wochenende aufs Land fährt, in Entzücken versetzt. Zierpflanzen erhielten erst im 19. Jahrhundert ein besonderes Gewicht, sie wurden seit etwa 1800 in den bäuerlichen Gärten üblich und gehören heute zum Inbegriff des Bauerngartens. Viele Blüten, die den Betrachter heute erfreuen, sind erst in jüngerer Zeit in den Garten gelangt, als er nicht mehr in erster Linie seine Funktion, Gemüse und Kräuter für die Küche und Arzneien für Mensch und Tier zu liefern, erfüllen mußte. Auch finden wir ganz unterschiedliche Pflanzen im Gebrauch, je nachdem, ob wir uns im Gebirge und Alpenvorland oder in Küstennähe, in Marsch und Geest, befinden. So wird man den Gelben Enzian zum Beispiel nicht in Gärten des nördlichen Flachlandes finden. Im Alpenraum gehört er in den Garten. In dieser Gegend wird aus der Wurzel ein Magenbitter destilliert, der im Hausgebrauch verwendet wird. Im Bayerischen Wald gilt das gleiche für die Bärwurz. Im Norden erfüllt die Wacholderbeere die gleichen Bedingungen als Krans- oder Krammetsbeere im Gin, Genever oder Kranewitt. Die Beeren wurden allerdings in der Natur gesammelt, im Bauerngarten finden wir den Wacholderstrauch nur gelegentlich in der Lüneburger Heide.

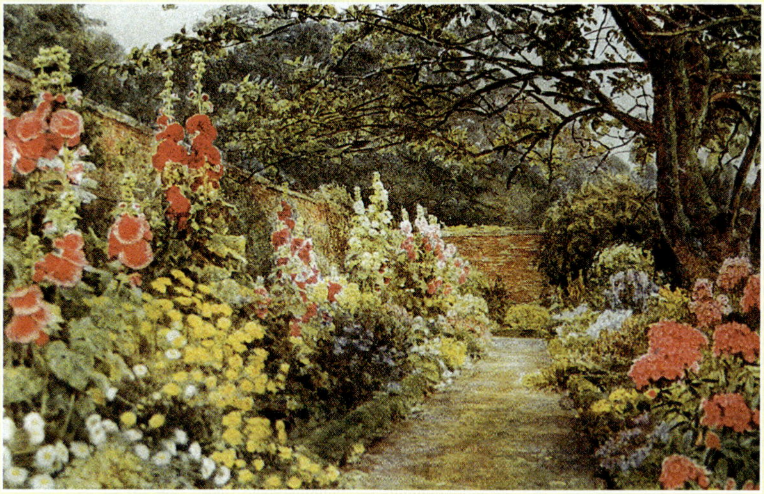

„In einem englischen Bauerngarten" – Aquarell von Georg S. Elgood um 1900

Obstbäume sind im Bauerngarten selten zu finden, da sie gewöhnlich in einem gesonderten Obstgarten stehen. Obststräucher wie Stachel- und Johannisbeeren säumten die Hauptwege des Gartens. Für Himbeeren war ein Platz im Garten vorgesehen, und Brombeeren bildeten manchmal als undurchdringliche Hecke die Grenze zum Geflügelhof oder zur hausnahen Pferdekoppel. Im Bauerngarten war üblicherweise (sofern der Boden es zuließ) ein Spargelbeet vorhanden, nicht nur zum Genuß, auch aus medizinischen Gründen: Man wußte um die harntreibende Wirkung des Spargels.

Der Bauerngarten ist von der übrigen Hofanlage durch eine besondere Einfassung abgegrenzt. Das niederländische Wort für Garten heißt „tuin"; hier erkennt man den Zusammenhang mit dem hochdeutschen Wort „Zaun". Aber auch unser Wort „Garten" bedeutet etwas Eingezäuntes; es ist verwandt mit „Gurt" und „umgürten". Der bäuerliche Garten wird traditionell mit einem einfachen Lattenzaun umgeben, in den Alpen auch mit einer kleinen Steinmauer. Ein Zaun aus Maschendraht wäre schon sehr modern und paßt eigentlich nicht recht. Die Wege im Garten können mit Sand oder Kies bedeckt werden. Auch bietet sich zerkleinerte Baumrinde als Mulchbelag an. Mulchen ist ein neueres Verfahren, das auch zur Abdeckung von Baumscheiben und Beeten benutzt wird, um zu verhindern, daß unerwünschte Saat keimt.

Unser Bauerngarten soll – wie alle anderen Gärten, die wir in diesem Buch vorstellen — nur Heilpflanzen enthalten, wobei wir berücksichtigen müssen, daß die Grenzen zwischen Heil- und Gewürzkräutern fließend sind, da die Gewürze meist auch eine medizinisch nutzbare Wirkung auf den Magen-Darm-Trakt ausüben. Auch zwischen Nutz- und Zierpflanzen waren die Grenzen übrigens im Laufe der Zeit fließend; so stand die Tomate noch in den Gärten des Großen Kurfürsten als Zierpflanze und ist erst Anfang des 20. Jahrhunderts als Nutzpflanze in den Bauerngarten eingezogen. Die Sonnenblume, deren Blütenblätter als fiebersenkendes Mittel sogar bei Malaria eingesetzt wurden, ist heute Zierpflanze und Öllieferant zugleich. Kein eigentlicher Gartenstrauch ist der Holunder, ohne ihn kann man sich aber einen Bauerngarten trotzdem nicht recht vorstellen, und wir finden ihn ebenso an der Scheunenwand oder in einer Ecke des Hofes wie im Garten selbst.

Mit Bestimmtheit wird man folgende Heilpflanzen in einem Bauerngarten antreffen

Aconitum napellus	† Eisenhut
Alchemilla vulgaris	Frauenmantel
Allium ascalonicum	Schalotte
Allium cepa	Zwiebel
Allium porrum	Porree
Allium schoenoprasum	Schnittlauch
Anethum graveolens	Dill
Angelica archangelica	Engelwurz
Apium graveolens	Sellerie

Armoracia rusticana	Meerrettich
Borago officinalis	Borretsch
Calendula officinalis	Ringelblume
Campanula medium	Marienglockenblume
Carum carvi	Kümmel
Chenopodium bonus-henricus	Guter Heinrich
Chrysanthemum leucanthemum	Margerite
Coriandrum sativum	Koriander
Cucumis sativus	Gurke
Cucurbita pepo	Kürbis
Echinacea purpurea	Sonnenhut
Foeniculum vulgare	Fenchel
Helianthus annuus	Sonnenblume
Hyssopus officinalis	Ysop
Iris germanica	Deutsche Schwertlilie
Lavandula angustifolia	Lavendel
Levisticum officinale	Liebstöckel
Melissa officinalis	Melisse
Mentha x piperita	Pfefferminze
Ocimum basilicum	Basilikum
Origanum majorana	Majoran
Origanum vulgare	Dost, Origano
Paeonia officinalis	Pfingstrose
Petroselinum crispum	Petersilie
Pimpinella anisum	Anis
Primula elatior	Waldschlüsselblume
Primula veris	Wiesenschlüsselblume
Rheum rhabarbarum	Rhabarber
Rumex patientia	Sauerampfer
Salvia officinalis	Salbei
Salvia sclarea	Muskatellersalbei
Sambucus nigra	Holunder
Satureja hortensis	Bohnenkraut
Symphytum officinale	Beinwell
Thymus vulgaris	Thymian
Valeriana officinalis	Baldrian
Verbascum densiflorum	Großblütige Königskerze
Verbascum thapsus	Kleinblütige Königskerze

Pflanzen, die gelegentlich im Bauerngarten zu finden sind

Alcea rosea	Roseneibisch
Althaea officinalis	Eibisch
Anthemis nobilis	Römische Kamille
Aquilegia vulgaris	Akelei

Buxus sempervirens		Buchsbaum
Cichorium intybus		Zichorie
Cnicus benedictus		Benediktenkraut
Convallaria majalis	†	Maiglöckchen
Cynara scolymus		Artischocke
Digitalis purpurea	†	Roter Fingerhut
Fritillaria imperialis		Kaiserkrone
Gentiana lutea		Gelber Enzian
Hesperis matronalis		Nachtviole
Inula helenium		Alant
Lilium candidum		Madonnenlilie
Lysimachia nummularia		Pfennigkraut
Lysimachia vulgaris		Gilbweiderich
Physalis alkekengi		Judenkirsche, Lampionblume
Reseda luteola		Färberreseda
Reseda odorata		Wohlriechende Reseda
Ruta graveolens		Raute
Silybum marianum		Mariendistel
Stachys officinalis		Ziest
Tropaeolum majus		Kapuzinerkresse

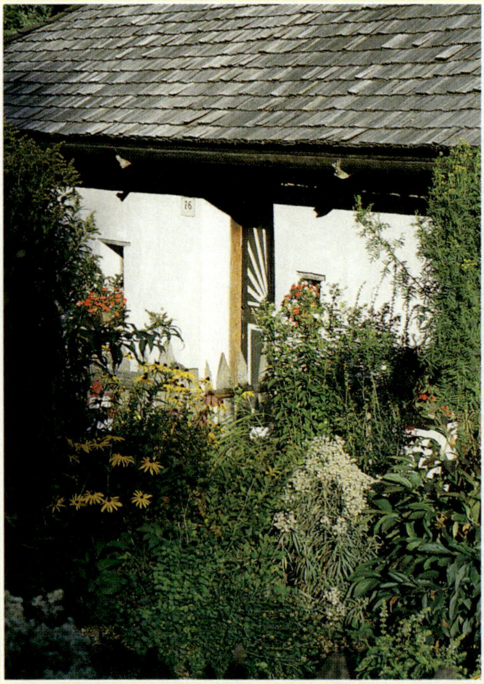

Ein bunter Bauerngarten mit Heilkräutern

Hier wollen wir einige heilkräftige Gewürzpflanzen näher betrachten, und zwar Dill, Kümmel, Koriander, Anis und Fenchel sowie Melisse, Basilikum, Thymian und Majoran. Sie sind allesamt alte Kulturpflanzen, die im Mittelmeerraum bereits in der Antike als Gewürz- und Heilpflanzen genutzt wurden. Nur der Kümmel ist auch bei uns heimisch. Seltsamerweise gehören sie alle nur zwei verschiedenen Pflanzenfamilien an: den Doldenblütlern *(Umbelliferae)* und den Lippenblütlern *(Labiatae)*. So seltsam wie es scheint, ist es aber gar nicht, denn in bestimmten Verwandtschaftsgruppen (hier Familien) kommen auch bestimmte Inhaltsstoffe gehäuft vor.

Beginnen wir mit den Doldenblütlern. Die ganze Familie ist im Blüten- und Fruchtbau sehr einheitlich. Die Blüten stehen in Dolden oder Köpfchen; die Früchte zerfallen in zwei noch lange Zeit an einem zweischenkligen Fruchtträger hängende Teilfrüchte. Diese haben oben einen „Schnabel" und längs 5 oder 9 oft flügelartig verbreiterte Rippen.

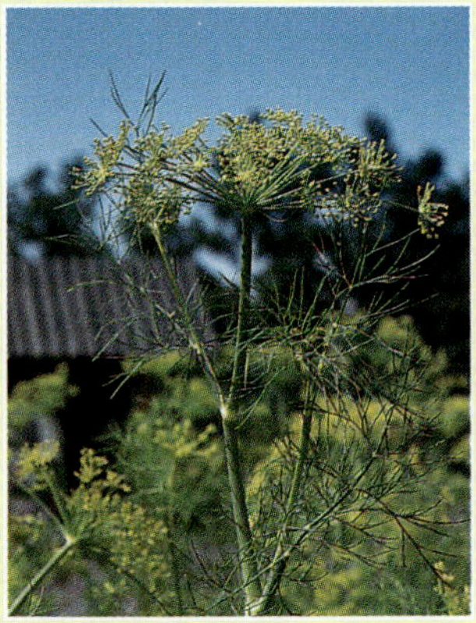
Dill

DILL *(Anethum graveolens)* ist einjährig, wird 50–120 cm hoch, hat 2- bis 3fach gefiederte Blätter mit einer 1–2 cm langen stengelumfassenden Blattscheide. Die gelben Blüten stehen in Doppeldolden, Blütezeit: Juli bis September. Die Heimat des Dills ist Vorderasien. Nach Aussaat im April/Mai kann man das Kraut zur Blütezeit ernten und frisch verwenden. Es wirkt, ebenso wie die Früchte, magenstärkend und verdauungsfördernd.

KÜMMEL

KÜMMEL *(Carum carvi)* ist eine 30–80 cm hohe zweijährige Pflanze. Die Blätter der im ersten Jahr ausgebildeten grundständigen Rosette sind 2- bis 3fach gefiedert, die Stengelblätter des zweiten Jahres 2- bis 3fach fiederschnittig. Die weißen oder leicht rötlichen Blüten stehen in zusammengesetzten, 8- bis 16strahligen Dolden, Blütezeit: Mai bis Juli. Die Teilfrüchte sind sichelförmig, dunkelbraun mit 5 helleren Rippen, Erntezeit: Juli bis September. Die Heimat des Kümmels ist Europa bis Mittelasien und Marokko, er wächst auf Fettwiesen und -weiden, in Mitteleuropa vor allem in mittleren und höheren Gebirgslagen, in den Alpen bis in 1.900 m.

Verwendung: Von medizinischer Bedeutung ist vor allem seine blähungstreibende Wirkung. Im Juli/August werden die Fruchtdolden abgeschnitten und zum Nachreifen an einen luftigen Ort gehängt. Sind die Früchte ganz trocken, rebelt man sie von den Dolden ab, läßt sie kurz nachtrocknen und bewahrt sie in Stoffsäckchen auf. Der Tee (2 Teelöffel zerstoßener Früchte/Tasse) wird gut warm schluckweise getrunken.

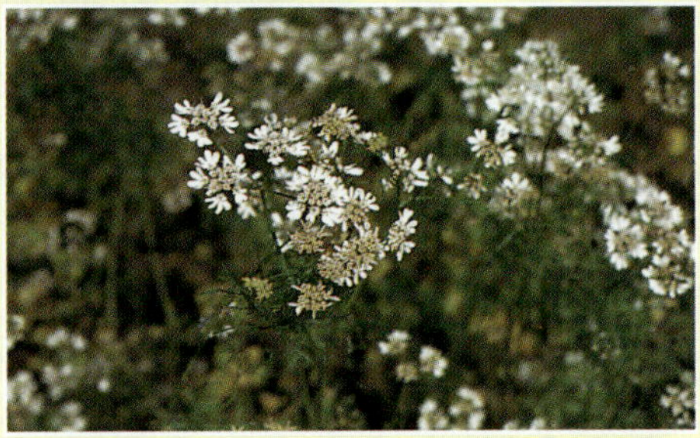
Koriander

KORIANDER

KORIANDER *(Coriandrum sativum)* ist ein 30–50 cm hohes einjähriges Kraut. Die unteren Laubblätter sind doppelt gefiedert, die oberen mit tief fiederspaltigen Zipfeln. Die weißen bis zartrosa Blüten stehen in zusammengesetzten, 3- bis 5strahligen Dolden, Blütezeit: Juni/Juli. Die Früchte trennen sich bei der Reife nicht in die beiden Teilfrüchte, Erntezeit: Sommer bis Herbst. Die frische Pflanze riecht unangenehm. Beheimatet ist der Koriander im östlichen Mittelmeergebiet, in Nordafrika und Vorderasien; in Südeuropa ist er eingebürgert. Ein Tee aus den zerkleinerten Früchten (1 Teelöffel/Tasse) wirkt blähungstreibend.

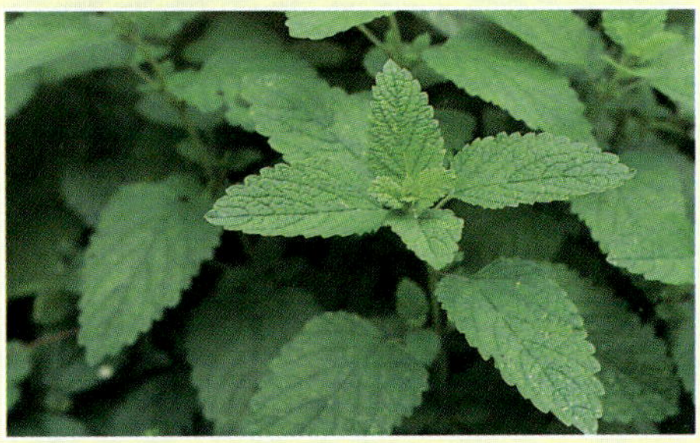
Melisse

ANIS *(Pimpinella anisum)* ist einjährig und wird 15–50 cm hoch. Die unteren Blätter sind ungeteilt, die Stengelblätter nach oben zunehmend stärker zerteilt. Die Blüten sind weiß oder gelblich und stehen in zusammengesetzten, 4- bis 9strahligen Dolden, Blütezeit Juli/August. Die Früchte bleiben meist bei der Reife ungetrennt, Erntezeit Herbst. Heimat ist vermutlich das östliche Mittelmeergebiet. Medizinisch dienen die Früchte als auswurfförderndes Mittel bei Husten und blähungstreibend bei Magen-Darm-Beschwerden. Man trinkt täglich 2–5 Tassen Tee (1 gehäuften Teelöffel zerstoßene Früchte auf ¼ l Wasser, 10 Min. ziehen lassen), als Hustenmittel mit Honig gesüßt, sonst ungesüßt.

FENCHEL

FENCHEL *(Foeniculum vulgare)* ist eine zweijährige oder ausdauernde Pflanze von 80–180 cm Höhe. Die Blätter sind blaugrün, drei- bis mehrfach gefiedert und haben 3–6 cm lange Blattscheiden. Die gelben Blüten sind ziemlich klein und stehen in großen zusammengesetzten, 10- bis 20strahligen Dolden, Blütezeit Juli/August. Erntezeit der reifen Früchte September/Oktober. Heimat ist das Mittelmeergebiet und Vorderasien.

Verwendung: Fenchel wirkt schleimlösend und auswurffördernd bei Atemwegserkrankungen sowie krampflösend bei leichten Verdauungsstörungen, er wird besonders bei kleinen Kindern in Form von Fenchelhonig angewandt, volksmedizinisch gelangt er bei Ermüdungserscheinungen des Auges und Sehstörungen zum Einsatz. Die reifen Früchte werden zerstoßen, vom Tee (1 Teelöffel/Tasse) trinkt man 2–5 Tassen. Gegen Husten wird er mit Honig gesüßt, gegen Magen-Darm-Beschwerden ungesüßt getrunken.

MELISSE

Nun noch ein paar Lippenblütler, zunächst die **MELISSE** *(Melissa officinalis),* die wegen ihres zitronenartigen Geruchs auch Zitronenmelisse genannt wird. Sie ist eine Staude von 30–80 cm Höhe mit kreuzgegenständigen Blättern. Die weißen oder gelblichweißen bis bläulichen Blüten stehen zu mehreren in den Blattachseln, Blütezeit Juni bis August. Die Heimat erstreckt sich von Südeuropa und dem Mittelmeergebiet bis nach Mittelasien.

Verwendung: Geerntet werden die Blätter kurz vor der Blüte im Juni bis August, das Kraut wird zur Blütezeit geschnitten und schonend, nicht über 40° C, getrocknet oder in der Tiefkühltruhe eingefroren. Melisse hilft bei verschiedenen nervös bedingten Störungen, wie leichten Formen von Schlaflosigkeit, nervösen Herz- oder Magen-Darm-Beschwerden, aber auch bei Erkältungskrankheiten und Menstruationsbeschwerden. Vom Tee (2 Teelöffel/Tasse) trinkt man 3 Tassen, die letzte vor dem Schlafengehen. Bekannt ist das alkoholische Destillat (z.B. Klosterfrau Melissengeist).

BASILIKUM

BASILIKUM *(Ocimum basilicum)* ist eine einjährige, 30–50 cm hohe, buschig wachsende, aber nicht winterharte Pflanze. Die glänzend grünen Blätter sind kreuzgegenständig. Die weißen, gelblich- oder rötlichweißen Blüten stehen zu mehreren in den Blattachseln, Blütezeit Juni bis September. Das Kraut wird kurz vor dem Aufblühen gesammelt und frisch verwendet oder schonend getrocknet. Es wirkt appetitanregend, krampflösend und fördert die Milchsekretion. Bei Bedarf trinkt man 1 Tasse Tee (1–2 gehäufte Teelöffel auf ¼ l Wasser, 10–15 Min. ziehen lassen). Kränze aus Basilikum wurden in Grabkammern der ägyptischen Pyramiden gefunden.

THYMIAN *(Thymus vulgaris)* ist ein 10–40 cm hoher Halbstrauch mit kleinen elliptischen Blättchen. Die rosa oder weißlichen Blüten stehen in den Blattachseln, Blütezeit Mai bis Oktober. Heimat ist der Mittelmeerraum, bei uns kommt er nur gelegentlich als Gartenflüchtling vor. THYMIAN

Verwendung: Das blühende Kraut wird geerntet, an der Luft im Halbschatten getrocknet, danach werden die Blüten von den Stengeln abgestreift und luftdicht in Gläsern aufbewahrt. Bei Erkältung und Husten trinkt man vom Tee (1 Teelöffel/Tasse) 3 Tassen mit Honig gesüßt, ungesüßt dagegen bei Krämpfen im Magenbereich. Man kann den Tee (100 g auf 1 l Wasser) auch einem entspannenden Vollbad zusetzen.

MAJORAN *(Origanum majorana)* ist ein 20–40 cm hohes einjähriges oder überwinterndes Kraut, in wärmeren Gegenden auch ein zwei- oder mehrjähriger Halbstrauch. Blüten rötlichweiß oder hellrosa, Blütezeit Juni bis September. Heimat ist das östliche Mittelmeergebiet, Nordafrika und Südwestasien bis Indien; die Art wurde schon im alten Ägypten kultiviert. Die Pflanze ist sehr frostempfindlich. MAJORAN

Verwendung: Man erntet das blühende Kraut im Juli bis September, es kann frisch oder getrocknet verwendet werden. Medizinische Eigenschaften: krampflösend und verdauungsfördernd. Vom Tee (1–2 Teelöffel auf 1/4 l Wasser, 5 Min. ziehen lassen) trinkt man 1–2 Tassen schluckweise am Tag. Aus dem frischgepreßten Saft (4–6 g auf 30 g ungesalzene Butter) kann man eine Salbe herstellen („Mairanbutter“), die bei schwer heilenden, entzündeten Wunden hilft, in die Nase gestrichen, lindert sie Stockschnupfen.

Schließen wir noch den **LAVENDEL** *(Lavandula angustifolia)* an, der zwar kein eigentliches Gewürz, sondern „nur“ eine Duftpflanze ist, aber ebenfalls zu den Lippenblütlern gehört. LAVENDEL

Charakteristik: Er ist ein dicht verzweigter, 30–60 (–100) cm hoher Halbstrauch mit schmalen, kreuzgegenständigen Blättern. Die blauvioletten Blüten stehen in langen endständigen Ähren, Blüte- und Erntezeit: Juni bis September. Heimat des Lavendels ist das Mittelmeergebiet, wo er an sonnigen Trockenhängen, in lichten Wäldern oder in der Strauchformation wächst; in Südwestdeutschland ist er verwildert.

Verwendung: Der Name *Lavandula* kommt vom lateinischen „lavare“ – „waschen“, „baden“; im Altertum wurde Lavendel zu wohlriechenden Bädern verwendet. Paracelsus empfiehlt ihn als Nervenmittel, was eine gewisse Berechtigung hat: Lavendelblüten wirken krampflösend, beruhigend und als mildes Schlafmittel. Den Tee (2 gehäufte Teelöffel auf 1/4 l Wasser, 5–10 Min. ziehen lassen) trinkt man schluckweise. Bäder mit den Blüten sind wohlig-entspan-

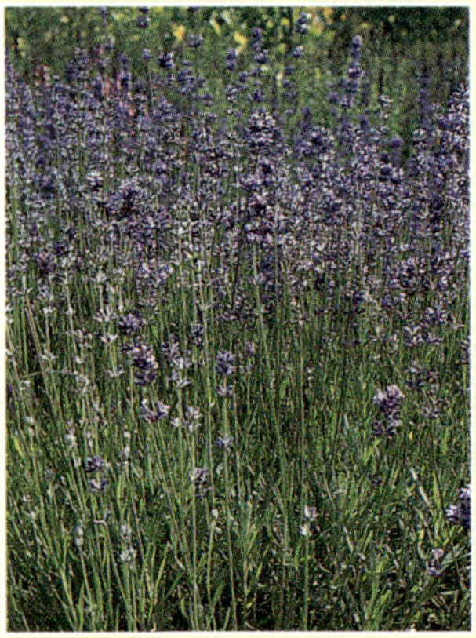
Lavendel

nend. Man setzt 50 g auf 1 l Wasser kalt an, läßt aufkochen, 10 Min. ziehen, seiht ab und gibt den Auszug dem Wannenbad bei.

MARIENDISTEL

Die **MARIENDISTEL** *(Silybum marianum, Compositae)* ist eine seit dem Altertum bekannte Heilpflanze, die man als blutstillendes Mittel einsetzte. Der Sage nach erhielt die Pflanze den Namen Marien- oder auch Milchdistel, weil Maria, als sie den Jesusknaben vor den Kindermördern des Herodes verstecken wollte, Milch verlor, die auf die Blätter der Pflanze tropfte. Von der Milch sind die Blätter für alle Zeiten weiß gefleckt.

Charakteristik: Die Mariendistel ist eine zweijährige Pflanze, die im ersten Jahr eine Blattrosette bildet und im zweiten Jahr die Blütenschäfte emportreibt. In diesem Zustand kann sie 1 1/2 m erreichen. Die Blätter, mit weißen Zeichnungen, sind stengelumfassend und stark bewehrt. Die purpurvioletten Blüten stehen einzeln auf ihren Stielen, Blütezeit ist Juli/August. Die Pflanze stammt aus Südeuropa und ist nördlich der Alpen als Gartenflüchtling gelegentlich verwildert anzutreffen. Sie wächst auf Ödland, auf trockenen, steinigen Böden. Die jungen Blätter können als Salat gegessen werden.

Verwendung: Im August/September werden die hartschaligen, glänzendschwarzen Früchte ohne den Haarkranz gesammelt, einige Wochen an der Luft getrocknet und gut verschlossen dunkel aufbewahrt. Im Altertum hat man die Pflanze als blutstillendes Mittel eingesetzt, die hl. Hildegard empfahl den Tee gegen Herzstechen und Gliederschmerzen. Auf das einzigartige Anwendungsgebiet der Mariendistel aber weist Mattioli im 16. Jahrhundert hin: Er lobt ihre positive Wirkung auf die Leber. Bei Lebererkrankungen sind die Behandlungsmöglichkeiten ja recht beschränkt. Die Mariendistel macht da jedoch eine Ausnahme, sie enthält in den Früchten den Wirkstoffkomplex Silymarin, der sich als eines der wenigen Mittel mit reiner Leberwirksamkeit herausgestellt hat. Silymarin verhindert, daß Gifte in die Leberzellen gelangen, und fördert die Regeneration geschädigten Lebergewebes. Sind die vom Arzt festgestellten „Leberwerte“ über der Norm, da Viren (Hepatitis), chemische Stoffe, Alkohol oder falsche Ernährung (Fettleber) die Leber geschädigt haben, kann man die ärztliche Therapie mit Mariendistelfrüchten wirkungsvoll unterstützen. Vom Tee (1 Teelöffel auf 1/4 l Wasser, 10–20 Min. ziehen lassen) werden täglich 3 Tassen schluckweise heiß getrunken, und zwar je 1 Tasse morgens nüchtern, mittags 1/2 Stunde vor der Mahlzeit und abends vor dem Schlafengehen. Man kann den Tee auch mit Pfefferminztee mischen, wodurch er besser schmeckt und manchmal auch besser hilft. Der Wirkstoffkomplex Silymarin steht aber auch in Form von Dragees zur Verfügung.

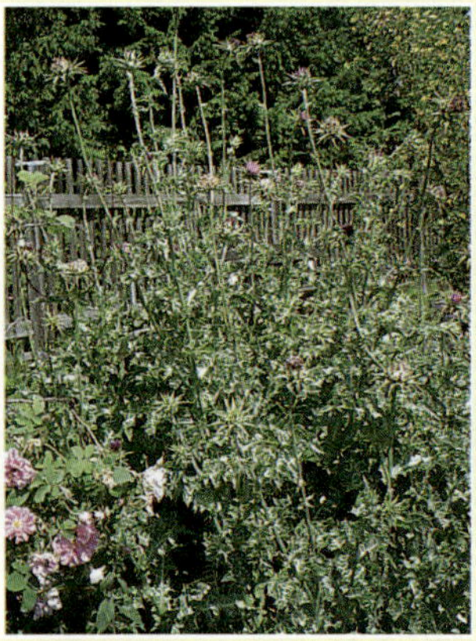
Mariendistel

MARIENGLOCKENBLUME

Maria, die große Fürbitterin, finden wir oft in Pflanzennamen. Immer deuten sie auf eine gewünschte Heilwirkung hin, zu der Maria verhelfen sollte. Die Mariendistel haben wir schon besprochen. Ein Marienkraut *(Chrysanthemum majus)* wurde gegen Verbrennungen zu Hilfe genommen. Von der in Bauerngärten gehaltenen, in vielen Farben blühenden **MARIENGLOCKENBLUME** *(Campanula medium)* wissen wir, daß sie gegen Halsschmerzen gebraucht wurde. Von einer Marienkerze können wir daher auch Heilwirkung erwarten. Es ist die zu den Braunwurzgewächsen *(Scrophulariaceae)* gehörende **KÖNIGSKERZE** (Großblütige Königskerze/*Verbascum densiflorum,* Kleinblütige Königskerze/*Verbascum thapsus*), mit weiterem Namen „Johanniskerze". Andere Bezeichnungen sind „Wollblume" oder „Wollkerze", sie weisen auf die starke Filzbildung an Blättern und Stengeln hin.

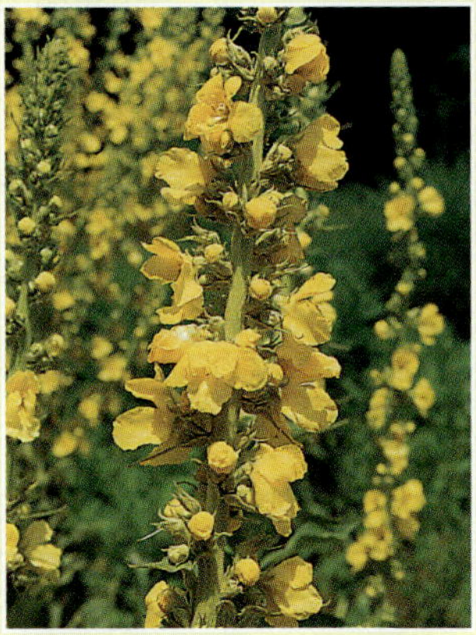

Königskerze

Charakteristik: Die Königskerze bildet im ersten Jahr eine große Blattrosette, im zweiten Jahr entwickelt sich daraus der bis zu 2 m hohe Blütenschaft. Die hellgelbe Blüte erblüht an der „Kerze" von unten nach oben, Blütezeit ist Juni bis September. Die Königskerze ist in Mitteleuropa verbreitet und wächst an offenen, trockenen, sandigen, auch steinigen Stellen, so an Bahndämmen, auch im Schotter der Gleisanlagen.

KÖNIGSKERZE
ECHTER EIBISCH

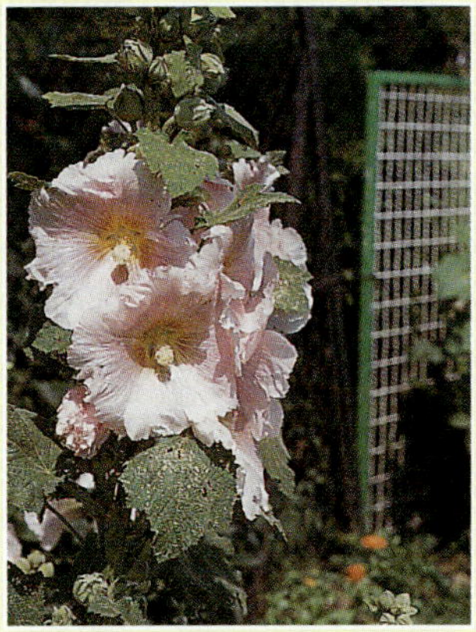

Echter Eibisch

Verwendung: Zu Beginn der Blütezeit werden die Blüten ohne Kelch gesammelt, gut belüftet getrocknet und danach in gut schließenden Gefäßen dunkel aufbewahrt. Der Königskerze wurde bereits im Altertum Heilkraft zugeschrieben. Plinius d. Ältere empfiehlt ihre Anwendung bei Lungenentzündung und Verletzungen. Heute nützt man vor allem die Schleimstoffe aus den Blüten der Großblütigen Königskerze für einen reizlindernden Tee (3 Teelöffel/Tasse), den man bei Husten und Erkältung gesüßt heiß trinkt. Meist werden die Blüten allerdings nicht allein, sondern als Bestandteil von Teemischungen verwendet. In der Volksmedizin nimmt man auch die Blätter. Sie helfen äußerlich bei Verbrennungen, Frostbeulen, Geschwüren und Hämorrhoiden. Dazu kocht man eine Handvoll Blätter in Milch zu einem Brei, der heiß auf die entsprechenden Stellen aufgetragen wird.

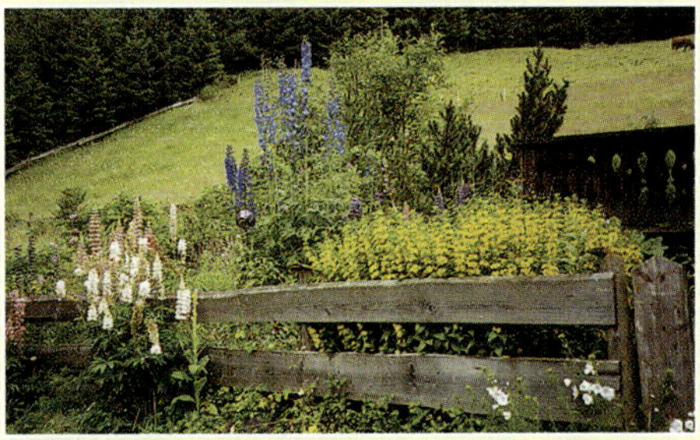

Gilbweiderich

Eine andere altbekannte Heilpflanze, ebenfalls mit befilzten Blättern, ist der **ECHTE EIBISCH** *(Althaea officinalis)* aus der Malvenfamilie *(Malvaceae)*. Er ist staudig wie auch der **ROSENEIBISCH** *(Alcea rosea)*, die Stockrose, der wir auch im Bauerngarten begegnen und die ebenso eine Heilpflanze ist. Der **ECHTE**

EIBISCH hieß auch „Dialthaea“ und „Bismalva“ (z.B. auf den Gütern Karls des Großen, siehe S. 84), womit ausgedrückt wurde, daß er die doppelte Heilkraft der Malve besaß.

Charakteristik: Die Pflanze wird zwischen 60 und 150 cm hoch. Die gestielten Blätter sind drei- bis fünflappig, grauweißlich bis graugrün. Die fünfblättrigen Blüten sind schmutzigweiß bis leicht rosa oder schwach lila; Blütezeit: Juni bis September. Wildwachsend kommt *Althaea officinalis* in Mitteleuropa an feuchten, salzhaltigen Stellen der Küsten und im Binnenland vor, ist aber selten.

Verwendung: Die wirksamen Teile der Pflanze sind die Blüten, Blätter und vor allem die Wurzel, die im Oktober/November oder März/April ausgegraben, geschält und an der Luft oder bei künstlicher Wärme getrocknet wird. Das Trocknen muß sehr rasch erfolgen, da die Wurzeln leicht schimmeln. Medizinische Eigenschaften: hustenlindernd und entzündungshemmend.
Da Eibischpräparate einen angenehmen Geschmack haben, werden sie gern von Kindern genommen. Eibisch wird seit der Antike innerlich und äußerlich gegen Entzündungen des Magen-Darm-Trakts, der Haut und der Schleimhäute des Mund- und Rachenraums sowie bei Husten eingesetzt. Dazu werden 2 Teelöffel geschnittener Wurzel mit $^1/_4$ l Wasser kalt angesetzt und unter gelegentlichem Umrühren 30 Min. ziehen gelassen; nach dem Abseihen wird auf Trinktemperatur erwärmt. Diesen Tee nimmt man zum Gurgeln und Spülen, man trinkt ihn ungesüßt bei Magen-Darm-Beschwerden und mit Honig gesüßt bei Husten. In der Volksmedizin werden auch die Blätter und Blüten verwendet.

GILBWEIDERICH

Auf lichten Stellen in Auwäldern, auf Sumpfwiesen, in der Nähe von Gewässern finden wir den **GILBWEIDERICH** *(Lysimachia vulgaris),* ein Primelgewächs. Wegen der langen Blütezeit von Juni bis August und der kompakten gelben Blütenstände hat er Einzug in die Gärten gefunden. Im Feuchtbiotop kann er ebenfalls seinen Standort haben. Durch seinen Ausläufer treibenden Wurzelstock kann die Pflanze im Garten zum Problem werden. Die Heilkräfte des Gilbweiderichs wurden erst nach dem Mittelalter entdeckt. Er wurde gegen Quetschungen, Blutergüsse, Fieber und Skorbut verwendet. Von weiterem Nutzen war er als Färbepflanze. Mit den Blättern und Stengeln wurde Wolle gelb gefärbt, und die Wurzeln gaben braune Farben. Ein Tee aus den Blüten kann als Haarbleichmittel verwendet werden. Diese vielseitige Pflanze enthält an medizinischen Wirkstoffen Vitamin C, Saponine, Glykoside und Gerbstoffe.

NACHTVIOLE

Die **NACHTVIOLE** *(Hesperis matronalis)* ist aus den Gärten, in denen sie ihres starken Veilchenduftes wegen gehalten wurde, weitgehend verschwunden. Die Blätter und Samen gelangten in der Heilkunde zum Einsatz, ihnen wurde harn- und schweißtreibende Wirkung zugeschrieben. Die Nachtviole, ein zweijähriger Kreuzblütler, ist in Mittel- und Südeuropa zu Hause. Man findet sie in Gebüschen, Auwäldern und Wegrändern, sie gedeiht bis in 1.500 m Höhe.

RHABARBER

Der **RHABARBER** ist seit ältesten Zeiten in China als Heil- und Obstpflanze bekannt. Nach Europa kam er als Zierstaude. Seine großen Blätter und Blütenstände brachten ihn in die Gärten. Im Laufe der Zeit hat sich der Rhabarber als Nutzpflanze durchgesetzt. Er ist ein Knöterichgewächs *(Polygonaceae)*, und die 70 verschiedenen *Rheum*-Arten sind in China, dem Himalaja und der Mongolei zu Hause. Alle Arten haben medizinischen Wert. Heute wird zwischen Obst- und Medizinal-Rhabarber unterschieden. Beide Gruppen werden feldmäßig angebaut.

Charakteristik: In unserem Garten wächst *Rheum rhabarbarum* in einer der verschiedenen Zuchtsorten. Seine Heimat ist die Mongolei. Er ist staudig und absolut winterhart. Ein großer fleischiger Wurzelstock treibt im Frühjahr große, an den Rändern gewellte Blätter auf langen kräftigen Stengeln, die man bis zum Beginn der Blüte erntet. Später verholzen die Stiele und es sammelt sich in ihnen so viel Oxalsäure, daß sie ungenießbar werden. Die Blütenstände sind cremefarbig weiß in Doppeltrauben auf kräftigen hohen Stielen.

Verwendung: Unser Rhabarber hat seine Heilkraft im Wurzelstock, dessen Rinde entfernt wird. Geschält und getrocknet wird die Wurzel als Magenmittel und Adstringens genutzt. Wurzelpulver wird Kleinkindern bei Magenverstimmung und chronischem Durchfall verschrieben. In größeren Mengen sollte die Wurzel, die dann abführend wirkt, nicht verwendet werden.

GUTER HEINRICH

Schon der deutsche wie auch der lateinische Name **GUTER HEINRICH** *(Chenopodium bonus-henricus)* deuten auf gute, dem Menschen dienliche Eigenschaften hin. Seit alters her im Hausgarten gehalten, wurde er als Gemüse gegessen. Die meisten in Mitteleuropa ansässigen Meldengewächse *(Chenopodiaceae)* sind einjährig, der Gute Heinrich hingegen ist eine Staude und winterhart.

Charakteristik: Die Pflanze kann über $1/2$ m hoch werden, hat fleischige, spitz dreieckige, gestielte Blätter, deren Rand etwas gewellt ist. Blütezeit ist von Mai bis August. Die Blüten sind klein, grünlich, zahlreich und bilden endständige, ährenartige lange Rispen. Die Früchtchen enthalten nur einen Samen. Die Pflanze wächst mit Vorliebe in der Nähe menschlicher Siedlungen, im Gebirge gedeiht sie bis in 3.000 m Seehöhe.

Verwendung: Von den medizinischen Eigenschaften sind u.a. die blutreinigende, abführende und erweichende Wirkung zu nennen. Der Gute Heinrich beruhigt entzündete Haut und Schleimhäute. Als Gemüse ist er sehr mineralstoff- und Vitamin-C-haltig und wirksam bei Blutarmut. Äußerlich angewendet, wirken die frischen Blätter als Umschläge bei Abszessen.

FRAUENMANTEL

Der **FRAUENMANTEL** *(Alchemilla vulgaris)*, der „Mantel unserer lieben Frau“, gehört zu den Rosengewächsen. Er ist eine 10–50 cm hohe Staude mit hübschen, sieben- bis elflappig geteilten Blättern, Blattrand mit großen Zähnen,

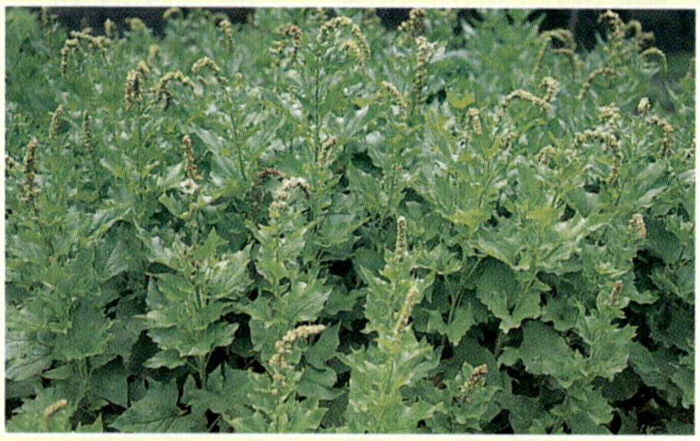

Guter Heinrich

an denen bei hoher Luftfeuchtigkeit kleine Wassertropfen hängen. Die unscheinbaren grünen Blüten stehen in reichblütigen Trugdolden, Blütezeit ist Mai bis August.

Verwendung: Die Blätter oder das blühende Kraut werden im Schatten getrocknet. Bei Magen-Darm-Beschwerden oder zu starker Menstruation hilft Tee, den man kalt ansetzt (1 schwach gehäufter Eßlöffel auf 1/4 l Wasser), aufkocht und 10–15 Min. ziehen läßt. Man trinkt davon täglich 1–3 Tassen. Der Tee kann auch äußerlich angewendet werden bei schlecht heilenden Wunden sowie bei Zahnfleischbluten.

Borretsch

Borretsch *(Borago officinalis)* zählt zu den Rauhblattgewächsen *(Boraginaceae),* denen er den Namen gegeben hat, und ist aus dem Mittelmeergebiet zu uns gekommen. Es ist eine einjährige Pflanze mit blauen Blüten in verzweigten Blütenständen, Blütezeit Mai bis September.

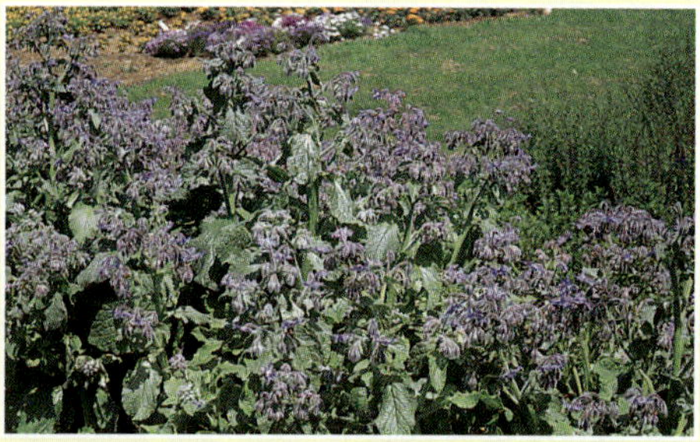

Borretsch

Verwendung: Die blühenden Triebspitzen werden im Schatten getrocknet. Bei Herzklopfen und Nervosität trinkt man vom Tee (2 gehäufte Teelöffel auf 1/4 l Wasser, 10–15 Min. ziehen lassen) 2–3 Tassen täglich ziemlich warm.

Römische Kamille

Ysop

Die **Römische Kamille** *(Anthemis nobilis,* anderer wissenschaftlicher Name *Chamaemelum nobile)* gehört wie die Echte Kamille zu den Korbblütlern *(Compositae).* Sie ist mehrjährig, wird 30 cm hoch und hat Blütenköpfe, die der Echten Kamille ähneln (weiße Zungenblüten, gelbes Körbchen), deren Blütenboden aber nicht hohl ist. Sie blüht von Juni bis Oktober. Ihre Heimat ist – im Gegensatz zu ihrem Namen – Westeuropa.

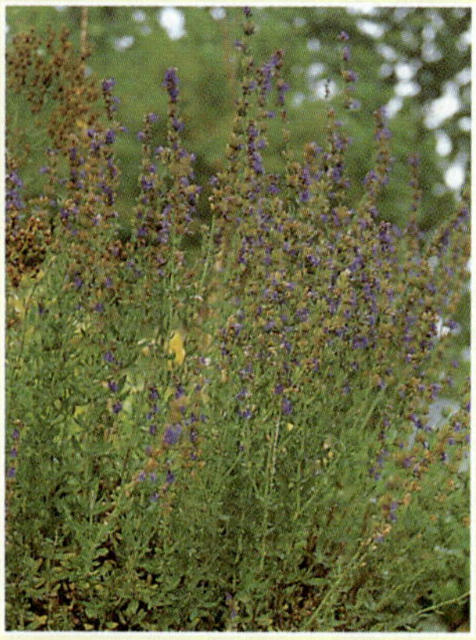

Ysop

Verwendung: Man erntet die Blütenköpfe kurz bevor sie voll aufgeblüht sind und trocknet sie im Schatten. Sie gelangen wie jene der Echten Kamille als krampflösendes und beruhigendes Mittel bei Magen-Darm-Beschwerden sowie bei schmerzhafter Menstruation zum Einsatz. Vom Tee (1 Eßlöffel auf 1/4 l Wasser) trinkt man 2–3 Tassen zwischen den Mahlzeiten. Wegen ihrer entzündungshemmenden Wirkung wird die Pflanze auch zur Wundbehandlung verwendet.

Ysop *(Hyssopus officinalis)* gehört zu den Lippenblütlern *(Labiatae)* und ist ein bis 60 cm hoher Halbstrauch mit meist blauen Blüten in einseitswendigen Blütenständen, Blütezeit Juli bis September. Er ist im Mittelmeergebiet und in Westasien beheimatet.

Verwendung: Das Kraut wird kurz vor der Blüte geerntet und im Schatten getrocknet. Bei Erkrankungen der oberen Luftwege trinkt man vom Tee (2 Teelöffel auf ¹/₄ l Wasser kalt ansetzen, aufkochen, 5 Min. ziehen lassen) zwischen den Mahlzeiten 2–3 Tassen, die man mit Honig süßen kann.

Eine sehr dekorative alte Bauerngartenpflanze ist *Cnicus benedictus,* das **BENEDIKTENKRAUT.** Es gehört zu den Korbblütlern *(Compositae)* und ist im Mittelmeergebiet beheimatet. Die distelartig steife Pflanze blüht im Juni bis August mit Köpfchen, die nur gelbe Röhrenblüten haben.

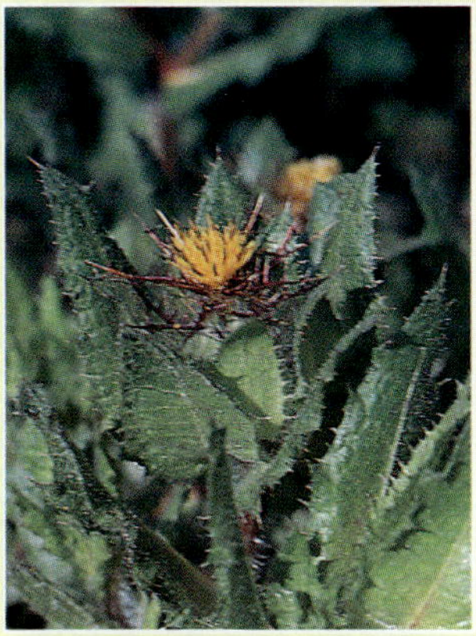

Benediktenkraut

Verwendung: Das blühende Kraut wird im Schatten getrocknet. Durch seine Bitterstoffe wirkt es vor allem auf die Bildung der Verdauungssäfte. Bei Verdauungsschwäche trinkt man vom Tee (1 gehäuften Eßlöffel mit ¹/₄ l kaltem Wasser langsam zum Kochen bringen, 3 Min. ziehen lassen) 1 Tasse lauwarm schluckweise ungesüßt vor den Mahlzeiten.

ALANT *(Inula helenium)* ist ebenfalls ein Korbblütler und stammt aus West- bis Mittelasien. Er ist eine bis über 2 m hoch werdende Staude mit bis zu 80 cm langen, breit lanzettlichen Blättern und gelben Blütenköpfchen, Blütezeit Juni bis September.

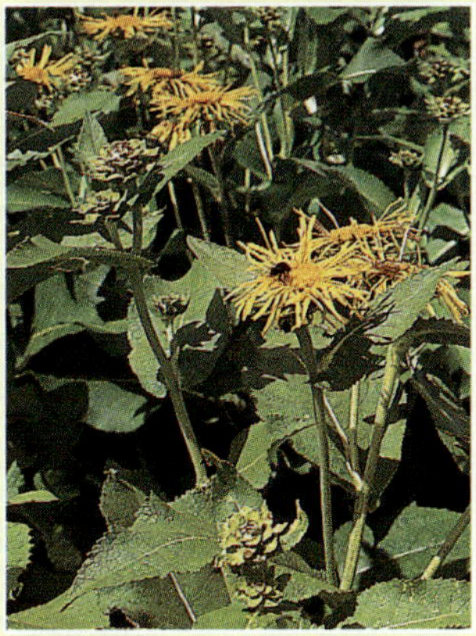

Alant

Verwendung: Medizinisch genutzt wird der Wurzelstock mit den Wurzeln, man erntet im Oktober/November und März/April. Das Material wird gewaschen, geteilt und bei 40–60° C getrocknet. Bei Husten, Bronchitis und Asthma wirkt der Tee (1 gehäufter Teelöffel auf ¹/₄ l Wasser, 5 Min. ziehen lassen) krampflösend und auswurffördernd. Man trinkt davon schluckweise 2–4 Tassen täglich mit Honig gesüßt.

Unter den Zierpflanzen, die zum Teil schon seit alten Zeiten zum Bestand eines Bauerngartens gehören, wie die Madonnenlilie oder die Kaiserkrone, und deren medizinische Bedeutung heute gegenüber dem Schauwert weit zurückgetreten ist, wollen wir eine „Amerikanerin" näher betrachten, die **SONNENBLUME** *(Helianthus annuus).* Sie gehört zu den Korbblütlern *(Compositae)* und ist trotz ihrer Größe einjährig, Blütezeit ist Juli bis September; eine weitere Beschreibung erübrigt sich aufgrund ihres allgemeinen Bekanntheitsgrades. Als Kulturpflanze hat sie einen bemerkenswerten Wandel durchgemacht. Im nordamerikanischen Westen war sie für die Indianer eine Nutzpflanze, deren Samen als Nahrung diente. Im 16. Jahrhundert gelangte die Sonnenblume dann nach Europa – aber ihrer dekorativen Blütenstände wegen. Als Zierpflanze stand sie auch im Hof- und Küchengar-

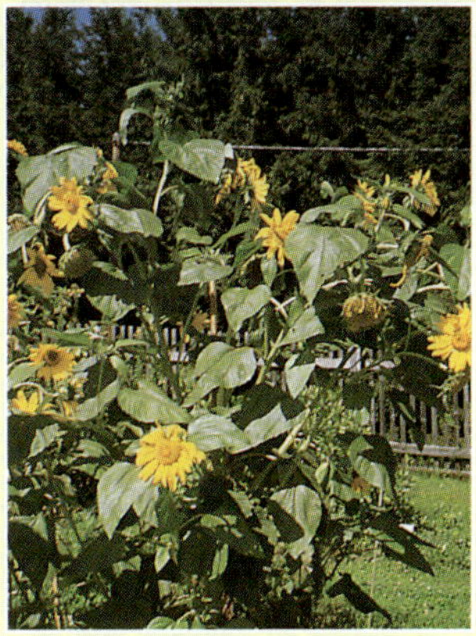

Sonnenblume

SONNENBLUME

ten des Großen Kurfürsten. Erst im 18. Jahrhundert entwickelte sie sich in Osteuropa zur wichtigen Ölpflanze. Auf der Weltausstellung in Wien (1873) stellte Rußland die Sonnenblume als Schwerpunkt aus. Zwei Jahre zuvor hatte der Zar den Rußlanddeutschen am Schwarzen Meer deren religiöse Freiheiten aberkannt. Viele von ihnen, die zu den Hutterern und Mennoniten gehörten, wanderten daraufhin nach Nordamerika aus und nahmen die Sonnenblume mit. Auf diese Weise fand sie den Weg wieder zurück in ihre nordamerikanische Heimat.

Verwendung: Die Blütenblätter werden voll aufgeblüht geerntet und getrocknet. Als Fiebermittel dient ein Tee daraus (1 gehäufter Eßlöffel auf 1/4 l Wasser, 10 Min. ziehen lassen), man trinkt 2–3 Tassen täglich mit Honig gesüßt.

SONNENHUT

Schließlich können wir hier noch eine Pflanze erwähnen, die in keinem unserer Biotope und in keinem der beschriebenen historischen Gärten vorhanden ist, da sie nicht zu den altbekannten Heilpflanzen gehört, sondern erst jetzt bei uns zu medizinischem Ansehen gelangt ist: den **SONNENHUT** (Schmalblättriger Sonnenhut/*Echinacea angustifolia,* und Roter Sonnenhut/*Echinacea purpurea*) aus der Korbblütler-Familie *(Compositae).* Es sind 30–120 cm hohe Stauden mit lanzettlichen Blättern und Köpfchen von 10 cm Durchmesser mit rosa bzw. purpurroten Strahlenblüten, Blütezeit Juli bis September.

Verwendung: Die Arten kamen aus Nordamerika als Zierpflanzen zu uns, ihre Heilwirkung ist den Indianern aber seit langem bekannt. So bewirken sie eine allgemeine Steigerung der körpereigenen Abwehrkräfte. Dies wird innerlich bei Erkältungen, aber auch äußerlich bei schlecht heilenden Wunden genützt. Sammeln und im Schatten trocknen könnte man das gerade aufgeblühte Kraut oder die im Frühjahr oder Herbst gegrabene Wurzel. Da die Wirkstoffe beim Trocknen aber sehr schnell verlorengehen und eigentlich nur die frische Pflanze verwendet werden kann, sollte man sich an der Pflanze erfreuen und zur Anwendung auf Präparate aus der Apotheke zurückgreifen. Allergische Reaktionen sind bei der Anwendung des Sonnenhutes nicht ganz auszuschließen.

Historische Heilpflanzengärten

Nach einem kurzen geschichtlichen Abriß, der darlegt, wie die Heilpflanzen der antiken Ärzte den Weg nach Mitteleuropa fanden, werden Stationen der mitteleuropäischen Entwicklung vorgeführt, die jeder in seinem eigenen Garten, abgewandelt nach seinen räumlichen Gegebenheiten, nachgestalten kann: Da sind die Heilpflanzen aus der Landgüterordnung Karls des Großen von etwa 795 („Capitulare de villis"), die Klostergärten von St. Gallen und der Insel Reichenau (beide 9. Jh.), die Heilpflanzen der heute wieder so berühmten Hildegard von Bingen (12. Jh.), ein ländlicher Nutzgarten im 15. Jh., ein Garten des Großen Kurfürsten (17. Jh.) und ein Apothekergarten aus dem 18. Jh. Für die historischen Gärten haben wir Freilichtmuseen oder andere öffentliche Anlagen aufgeführt, in denen Sie entsprechende Gärten finden können.

Der Weg der Heilpflanzen in unsere Gärten

Die Erkenntnis, daß bestimmte Pflanzen geeignet sind, die Leiden der Menschen zu lindern oder gar zu heilen, gehört zum allgemeinen Geistesgut der Menschheit. Wir finden sie bei Naturvölkern wie bei Hochkulturen, vor Jahrtausenden ebenso wie heute. Ägypter und Griechen bedienten sich der Arzneipflanzen gleichermaßen wie Chinesen, Tibeter und Inder, die Azteken ebenso wie die heutigen Indianer. Auch die Vorstellung, daß Krankheiten durch Totengeister oder Dämonen verursacht würden bzw. eine Geißel Gottes seien, hat weder die Babylonier noch die Menschen des europäischen Mittelalters davon abgehalten, Heilpflanzen anzuwenden.
Die systematische Beschreibung von Arzneipflanzen begann am Anfang unserer Zeitrechnung bei den Griechen durch Männer wie Theophrastos und vor allem Dioskurides. Pedanios Dioskurides, ein Grieche aus Kleinasien, war Militärarzt unter dem römischen Kaiser Nero. Um 50 n. Chr. verfaßte er sein berühmtes Werk „De materia medica", worin er die Arzneipflanzen der Mittelmeerländer medizinisch und botanisch abhandelte. Dieses Buch blieb jahrhundertelang von eminenter Bedeutung, was man unter anderem daran erkennen kann, daß es noch ein halbes Jahrtausend später abgeschrieben wurde (eine Abschrift aus den Jahren um 510 befindet sich in der Nationalbibliothek in Wien). Ein Jahrhundert nach Dioskurides, etwa um 200 n. Chr., schrieb Claudius Galenus, ein griechischer Arzt aus Pergamon, der in Rom praktizierte, ein Buch über pflanzliche, tierische und mineralische Heilmittel, wobei die Pflanzen bei weitem das Übergewicht hatten. Auch dieses Werk war jahrhundertelang richtungweisend.
Das ärztliche Wissen der Antike wurde von Galen zusammengefaßt, Dioskurides widmete den verwendeten Heilpflanzen eine ausführliche Besprechung,

naturgemäß Pflanzen, die im östlichen Mittelmeergebiet heimisch waren. In diesem Raum entstand auch das Christentum. Der im 6. Jahrhundert gegründete Orden der Benediktiner, der die Krankenpflege zu einer seiner Hauptaufgaben erhob, hatte sein Stammkloster in Monte Cassino, zwischen Rom und Neapel. Als die Mönche auch in Mitteleuropa Klöster gründeten, brachten sie sowohl das Wissen der antiken Ärzte als auch die benötigten Heilpflanzen über die Alpen nach Norden. Denn die Klöster als Stätten des Heils und der Heilung versorgten nicht nur ihre Ordensmitglieder medizinisch, sondern auch die umwohnende Bevölkerung und Reisende. Dadurch hatten sie einen nicht geringen Bedarf an Arzneipflanzen, die, soweit sie hier kultivierbar waren, in den Klostergärten angebaut wurden. Auf diesem Wege gelangte manche Arznei- und Gewürzpflanze des Mittelmeergebietes, wie Melisse, Rosmarin, Thymian, Salbei oder Fenchel, über die mittelalterliche Klostermedizin in die späteren Apothekergärten und hat sich in unserem Arzneipflanzenschatz bis heute erhalten.
Da diese Pflanzen durch eine Verordnung Karls des Großen (Capitulare de villis) auch auf den kaiserlichen Gütern angebaut wurden, fanden sie von hier den Weg in die Hof- und Küchengärten vornehmer Herren. Von den Klostergärten gelangten solche Pflanzen aber auch in die heimischen Bauerngärten und hatten oftmals die Möglichkeit, von dort zu entkommen und sich in unserer Wildflora einzubürgern. Beziehungen zum Mittelmeerraum hat es allerdings auch schon früher gegeben, nicht nur durch die Besetzung Süd- und Westdeutschlands in der Römerzeit, sondern noch sehr viel früher, denn z.B. die stark nach Zitrone duftende Melisse *(Melissa officinalis)* war, wie Funde belegen, schon den steinzeitlichen Bewohnern des Zürichsees bekannt (siehe hierzu Jacomet 1988).

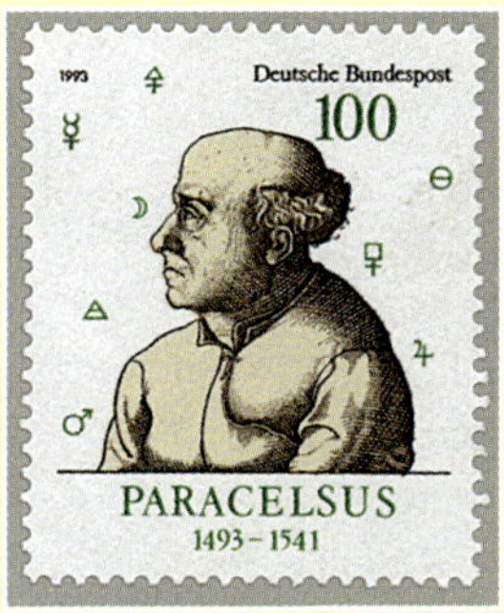

Paracelsus

Allmählich lernten die Mönche auch unsere einheimischen Heilpflanzen kennen, die schließlich von der hl. Hildegard von Bingen in den klösterlichen Arzneimittelschatz aufgenommen wurden. Diese Pflanzen wurden von den Mönchen in der Natur gesammelt. Für Paracelsus, der im 16. Jahrhundert radikal mit dem Althergebrachten gebrochen hat, ist die Natur das alleinige Lehrbuch, und die wahre Apotheke sind die Wiesen und Felder.

Heilpflanzen wie auf den Gütern Karls des Großen

Von den zahlreichen Gesetzen und Verordnungen Karls des Großen (wegen ihrer Einteilung in kurze Abschnitte „Kapitularien“ genannt) ist vor allem das um 795 erlassene „Capitulare de villis“ von Interesse, das die Bewirtschaftung der fränkischen Krongüter regelt. Hierin werden rund 80 Nutzpflanzen genannt, deren Anbau teils vorgeschrieben, teils empfohlen wird. Da sich Karls Reich von der deutsch-niederländischen Nordseeküste bis nach Südfrankreich erstreckte, ist verständlich, daß schon aus klimatischen Gründen nicht jede genannte Pflanze im gesamten Gebiet angebaut werden konnte. Mit diesem Capitulare wurde der Heilpflanzenanbau außerhalb der Klöster gefördert. Die

Verordnung entstand aber nicht nur unter der Mitarbeit der Benediktiner, sondern wurde auch für die Klöster verbindlich.

Die Anlage eines Gartens zur Zeit Karls des Großen ist nicht als Plan überliefert. Man wird sich auf den kaiserlichen Gütern nach dem zur Verfügung stehenden Platz in der Nähe der Gebäude gerichtet haben. Zur Vermeidung von Schäden im Garten durch Vieh bzw. nächtliche Wildbesuche wird ein Flechtzaun aus Weidenruten das Gehege umgeben haben. Um senkrecht in den Boden gesteckte Zweige werden waagerecht Zweige geschlungen, die abwechselnd vor und hinter den senkrechten herumlaufen. Da in den Boden gesteckte Weidenzweige Wurzeln schlagen, entsteht ein lebender Zaun. Die angewachsenen Weiden werden beschnitten und treiben wieder aus. Das geschieht Jahr für Jahr, und es entstehen sogenannte „Kopfweiden", die nun jedes Jahr Material zum Körbe flechten und zum Zäune binden liefern. Es sei noch erwähnt, daß die **WEIDE** (Silberweide/*Salix alba,* und Purpurweide/*Salix purpurea*) auch eine Heilpflanze ist, deren fiebersenkende Wirkung schon seit der Antike bekannt ist. Aus einem Wirkstoff der Weidenrinde wurde vor hundert Jahren die Acetylsalicylsäure (ASS) entwickelt, die unter dem Handelsnamen Aspirin von Deutschland aus ihren Siegeszug durch die Welt angetreten hat. WEIDE

Die Beete waren einfach angelegt und nicht mit Hecken eingefaßt, ein Staudenbeet kann aber mit einjährigen Kräutern eingerahmt werden, so kann z.B. ein Beet mit Salbei oder Diptam mit Schwarzkümmel oder dem einjährigen Bohnenkraut umgrenzt werden. Groß und umfangreich werdende Stauden wie Liebstöckel werden als Solitäre an die Enden der Beete gesetzt. Pflanzen, die sowohl Gewürz- als auch Heilpflanzen sind, werden in größeren Mengen angebaut worden sein als solche, die seltener gebraucht wurden. Den größten Anteil an Gartenland wird jenen Pflanzen zuerkannt worden sein, die auch als Gemü-

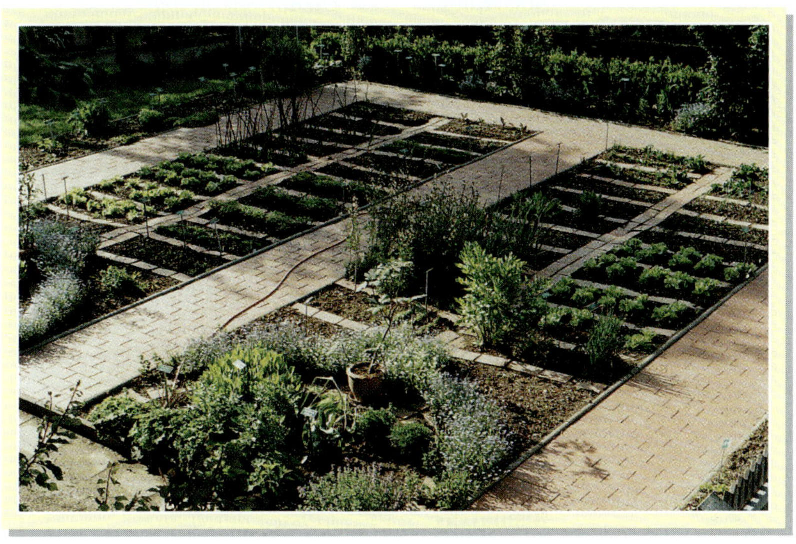

Karolingischer Garten der Landwirtschaftsschule Ehrental, Klagenfurt

se genutzt wurden. Einige von ihnen, wie Rettich, Anis, Dill und Kümmel, sind bestimmt mehrmals im Laufe des Sommerhalbjahres ausgesät und geerntet worden.

Die Wirtschaftsordnung der Krongüter Karls des Großen sieht gewiß keinen Ziergarten vor. Aber durch eine Auswahl können wir mit den im „Capitulare“ genannten Pflanzen auch eine im heutigen Sinne dekorative Beetbepflanzung erreichen.

Das Capitulare de villis nennt u.a. folgende Heilpflanzen

Cucumeres	*Cucumis sativus*		Gurke
Radices	*Raphanus sativus*		Rettich
Cepas	*Allium cepa*		Zwiebel
Allia	*Allium sativum*		Knoblauch
Britlas	*Allium schoenoprasum*		Schnittlauch
Uniones	*Allium ursinum*		Bärlauch
Lilium	*Lilium candidum*		Madonnenlilie
Rosas	*Rosa* sp.		Rosen
Fenigrecum	*Trigonella foenum-graecum*		Bockshornklee
Costus	*Chrysanthemum majus*		
	= *Tanacetum balsamita*		Balsamkraut
Salvia	*Salvia officinalis*		Salbei
Ruta	*Ruta graveolens*		Raute
Abrotanum	*Artemisia abrotanum*		Eberraute
Rosmarinus	*Rosmarinus officinalis*		Rosmarin
Careium	*Carum carvi*		Kümmel
Gladiolus	*Iris germanica*		Deutsche Schwertlilie
Anesum	*Pimpinella anisum*		Anis
Solsequia	*Cichorium intybus*		Wegwarte
Git	*Nigella sativa*		Schwarzkümmel
Paduna	*Arctium lappa*		Große Klette
Puledium	*Mentha pulegium*		Poleiminze
Apium	*Apium graveolens*		Sellerie
Levisticum	*Levisticum officinale*		Liebstöckel
Savina	*Juniperus sabina*	†	Sadebaum
Anetum	*Anethum graveolens*		Dill
Fenicolum	*Foeniculum vulgare*		Fenchel
Diptamus	*Dictamnus albus*		Diptam
Satureia	*Satureja hortensis*		Bohnenkraut
Tanacita	*Chrysanthemum vulgare*		
	= *Tanacetum vulgare*		Rainfarn
Nepeta	*Nepeta cataria*		Katzenminze
Papaver	*Papaver somniferum*		Schlafmohn
Vulgigina	*Asarum europaeum*		Haselwurz
Bismalvas	*Althaea officinalis*		Eibisch

Malvas	*Malva sylvestris*		Wilde Malve
Varentia	*Rubia tinctorum*		Krapp
Coriandrum	*Coriandrum sativum*		Koriander
Sclareia	*Salvia sclarea*		Muskatellersalbei
Jovis barba	*Sempervivum tectorium*		Hauswurz
Cucurbitas	*Lagenaria siceraria*		Flaschenkürbis
Pepones	*Cucumis melo*		Melone
Ciminum	*Cuminum cyminum*		Kreuzkümmel
Menta	*Mentha* sp.		Minze-Art
Squilla	*Urginea maritima*	†	Meerzwiebel

Hier sollen einige der aufgeführten Arten vorgestellt werden. Weitere Arten sind in anderen Kapiteln unseres Buches beschrieben.

LIEBSTÖCKEL

Beginnen wir mit den Stauden. Die Familie der Doldenblütler *(Umbelliferae)* stellt eine große Anzahl von Heil-, Gewürz- und Gemüsepflanzen. Allein hier unter den 42 im Capitulare aufgezählten Arten sind 8 Doldenblütler. Eine von ihnen ist *Levisticum officinale,* das **LIEBSTÖCKEL.** *Levisticum* leitet sich aus dem Lateinischen ab und hat seinen Ursprung in „levare", was „lindern", „erleichtern" bedeutet. Aus Persien, wo die Art schon im Altertum kultiviert wurde, gelangte sie in das Mittelmeergebiet. Für Mitteleuropa wird *Levisticum* im Capitulare zum ersten Mal erwähnt. Im St. Galler Klosterplan wird es als „Lubestico", bei Walahfried Strabo als „Lybisticum" aufgeführt. Aus diesen Bezeichnungen entwickelte sich der Name Liebstöckel. Bei Hildegard von Bingen heißt es „Lubestuckel". Alte deutsche Bezeichnungen sind „Badekraut", „Gebärmutterwurzel" und „Labstockwurzel". In jüngerer Zeit kam der gebräuchliche Name „Maggikraut" dazu. Reibt man die Blätter, entwickelt sich ein starker Maggigeruch, und in diesem Küchengewürz, erfunden von Julius Maggi (1846–1912), ist Liebstöckel enthalten. Hieronymus Bock bezeichnete *Levisticum officinale* als ein Mittel „gegen kalten Magen, Gifft, Hals- und Seitengeschwär, Gälsucht, Melancolei und Wunden, gebissen von Schlangen".

Charakteristik: Liebstöckel ist eine 1–2 m hohe Staude mit dicken aufrechten Stengeln und großen 2- bis 3fach gefiederten Blättern. Die Pflanze braucht also viel Platz. Die Blüten sind sehr klein und stehen in zusammengesetzten, 12- bis 20strahligen Dolden. Sie blühen blaßgelb im Juli/August.

Verwendung: Man sieht, nicht nur als Gewürz, auch als Heilkraut wurde Liebstöckel seit Jahrhunderten gebraucht, und dazu dienten und nützen heute noch die Wurzel, die Blätter und die Samen, geerntet wird im September/Oktober. Medizinische Eigenschaften: auswurf- und verdauungsfördernd, schmerzstillend, schweiß- und harntreibend sowie die Menstruation regulierend. Da Liebstöckel cumarinhaltig ist, sollte ein Arzt über die Anwendung entscheiden.

DIPTAM

DIPTAM *(Dictamnus albus)* ist ein Vertreter der Rautengewächse *(Rutaceae),* der einheimisch, in Südeuropa aber stärker als bei uns verbreitet ist. Auf der

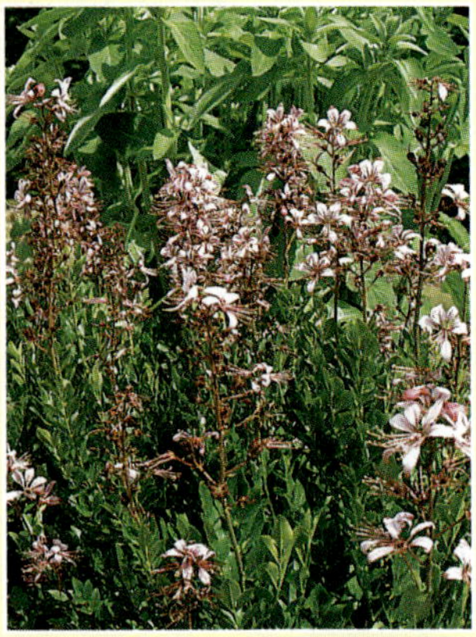

Diptam

Insel Kreta soll der „thamnos" (Strauch) an den Kultstätten am Berg Dikte besonders häufig zu finden gewesen sein, was ihm zu seinem botanischen Namen verhalf. Im „Capitulare" wird er als Diptamus aufgeführt. Er galt als Mittel gegen Epilepsie und Hysterie. Aus dem eingedeutschten Wort „Diptam" wurde die Pflanze verballhornt zu „Dickdarm", weil man in der Volksmedizin an eine entsprechende Wirkung glaubte. Tatsächlich beseitigt Diptam Blähungen. Andere deutsche Bezeichnungen sind „Pfefferkraut" und „Brennkraut". Der Gehalt an ätherischen Ölen in der Pflanze ist so groß, daß man das verdunstende Öl an heißen, windstillen Tagen anzünden kann. Es verbrennt, ohne die Staude zu beschädigen. Bei den Parsen, den indischen Feueranbetern, gilt der Diptam als heiliger Busch.

Charakteristik: Diptam kann eine Höhe von 1 m erreichen und liebt kalkhaltigen Boden bei sonniger, trockener Lage. Die unteren Blätter sind einfach und oval, die oberen unpaarig gefiedert. Die ganze Pflanze ist dicht mit Drüsen besetzt, und es ist nicht ratsam, mit bloßer Haut, besonders an warmen Tagen und in verschwitztem Zustand, die Blätter zu berühren. Dies kann zu Blasenbildung und Verbrennungen führen! Die Blüten stehen in einfachen Trauben, die einzelne Blüte ist auf weißem Grund rosa geadert und setzt sich aus 5 Kelch- und 5 lanzettlichen Kronblättern zusammen. Die Blütezeit ist Mai/Juni. Die Art steht unter Naturschutz.

Verwendung: Arzneilich genutzt werden die blühenden Sproßspitzen, die Blätter und die Wurzeln. Der weiße Wurzelstock wird im Volksmund als „Elfenbeinwurzel" und „Totenbein" bezeichnet. Medizinische Eigenschaften: krampflösend, beruhigend, verdauungsfördernd und – äußerlich angewendet – die periphere Blutzirkulation anregend.

RAINFARN

Der **RAINFARN** *(Chrysanthemum vulgare,* ein anderer botanischer Name ist *Tanacetum vulgare)* wird im „Capitulare" als „Tanacita" aufgeführt. Es ist ein Korbblütler ohne Zungenblüten, 1–1 ½ m groß, die Blütezeit ist Juli bis September. Die doppelt fiederspaltigen Blätter erinnern an Farnblätter und sorgten gemeinsam mit den Standorten der Pflanze (Wegränder, Feldraine) für den deutschen Namen. Eine andere Bezeichnung ist „Wurmkraut", und als solches ist der Rainfarn seit dem Mittelalter gebräuchlich. Er war gleichzeitig Heil- und Zauberpflanze. Aus Hexenprozessen ist zu erfahren, daß Rainfarn zusammen mit Nieswurz und Haselwurz mit Ei und Butter gebraten, eine Hexensalbe ergab. Andererseits sollte er zusammen mit Alant, Eberraute, Baldrian und Wasserdost vor Zauberei und Verhexung des Viehs schützen.

Verwendung: Der würzige Geruch kommt von einem ätherischen Öl, das zu 70 % das giftige Thujon enthält. Daher müssen angegebene Dosierungen genau eingehalten werden. Ein Mundwasser aus Rainfarn soll auch bei starken Zahnschmerzen helfen: 50 g blühende Sproßspitzen auf 1 l siedendes Wasser, 10

Min. ziehen lassen. Getrocknete Sträuße, in den Zimmern aufgehängt, vertreiben Mücken und Motten.

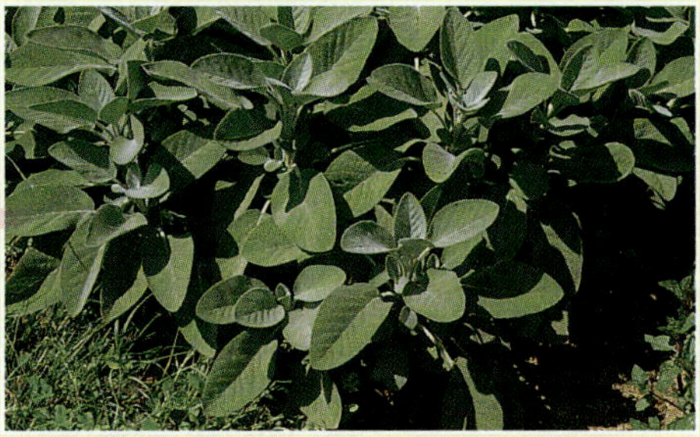
Echter Salbei

Zwei **SALBEI**-Arten sind im „Capitulare“ zur Anzucht empfohlen: Salvia = *Salvia officinalis,* der **ECHTE SALBEI,** und Sclareia = *Salvia sclarea,* der **MUSKATELLERSALBEI.** Das lateinische Wort „salvare“ bedeutet „heilen“, und darin hat der Name seinen Ursprung. Beide Salbei-Arten kommen aus Südeuropa und sollten im Winter vor Frost geschützt werden. Genauso nötig ist es, ihnen Schutz vor Staunässe zu geben, denn im Winter faulen mindestens so viele Pflanzen, wie an Frostschäden verderben. Besonders bei schwerem Boden ist eine gute Drainage wichtig. Salbei ist eine Gattung mit 500 Arten aus der Familie der Lippenblütler *(Labiatae).*

ECHTER SALBEI
MUSKATELLERSALBEI

Charakteristik: *Salvia officinalis,* der Echte Salbei, ist ein etwa 1 m hoch werdender Halbstrauch mit grau behaarten Blättern und rosa oder blauvioletten, in lockeren Ähren stehenden Blüten, die einen guten Honig liefern. Blütezeit: Mai bis Juli. *Salvia sclarea,* der Muskatellersalbei, wird auch 1 m hoch. Seine Blätter sind viel größer als die von Salvia officinalis, breitoval und an der Unterseite dicht weiß behaart. Die Blüten haben eine rosaviolette Farbe und bilden zahlreiche Quirle, die in der Achsel von violetten Hochblättern sitzen. Die Blütezeit ist Mai bis September.

Verwendung: Die Blätter (Erntezeit vor der Blüte Mai/Juni) und die blühenden Sproßspitzen von *Salvia officinalis* werden gesammelt und im Schatten getrocknet. Medizinische Eigenschaften: antiseptisch, auswurffördernd, entzündungshemmend, den Blutzucker senkend, galletreibend, magenwirksam, schweißreduzierend und wundheilend. Tee (1–2 Teelöffel auf ¼ l kaltes Wasser, langsam aufkochen) dient bei Entzündung von Zahnfleisch, Mundhöhle und Rachenraum zum Spülen und Gurgeln, innerlich zum Erleichtern des Abstillens, wobei man 2–3 Tassen täglich trinkt. Als Gewürz ist der Echte Salbei ebenfalls seit vielen Jahrhunderten in Gebrauch, und auch in der Kosmetik wird er verwendet. *Salvia sclarea* erhielt den Namen Muskatellersalbei, weil das aus ihm gewonnene Öl dem Wein einen Muskatellergeschmack verlieh. Um Muskatelleröl zu produzieren, wird *Salvia sclarea* auch heute noch angebaut. In der Medizin hat sie die gleichen Eigenschaften wie *Salvia officinalis,* nur muß die Dosierung höher sein.

WILDE MALVE

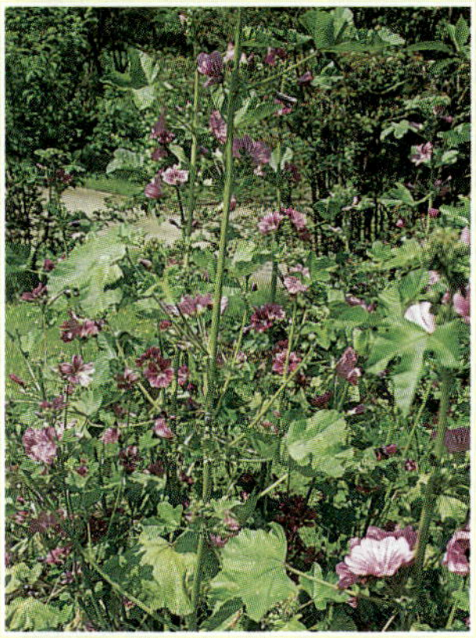
Wilde Malve

Bei Dioskurides heißt sie „Malakos“, d.h. „weich“; im „Capitulare“ wird von „Malvas“ gesprochen, aber bekannt und gebräuchlich ist die **WILDE MALVE** *(Malva sylvestris)* schon in vorchristlicher Zeit als Gemüse und Heilkraut. Nach Plinius vertreibt ein Trank aus Malvensaft das Unwohlsein. Im Italien des 16. Jahrhunderts wurde sie „Omnimorbia“ genannt, ein Heilmittel gegen alle Krankheiten, und sie ist bis in unsere Zeiten ein wichtiges Heilkraut geblieben. Die Malve ist die Charakterpflanze, die der Familie *(Malvaceae)* den Namen gegeben hat. Die Familie umfaßt 85 Gattungen mit über 1.500 Arten, vom einjährigen Kraut bis zum Baum.

Charakteristik: Die Wilde Malve, auch als „Käsepappel“ und „Roßpappel“ bekannt, ist zweijährig bis ausdauernd, da muß immer mal wieder für Nachwuchs gesorgt werden. Je nach den Wachstumsbedingungen können die Stengel aufrecht (bis 1 m) oder niederliegend sein. Die Blätter sind drei- bis fünflappig, am Rande gezähnt und langstielig, die Blüten erscheinen von Mai bis September, sind rosaviolett mit dunkleren Streifen und stehen in den Blattachseln. In der Natur wächst die anspruchslose Pflanze auf Schuttplätzen, an Wegrändern und Feldrainen von der Ebene bis in mittlere Gebirgslagen, in den Alpen bis in 800 m Höhe.

Verwendung: Gesammelt werden Wurzeln, Blätter und Blüten. Das ganze Kraut erntet man kurz vor der Blüte; die Blüten werden am besten in der Mittagszeit gesammelt, wenn sie weit geöffnet sind. Beim Trocknen verfärben sie sich blau, sie sollten lichtgeschützt in Gläsern aufbewahrt werden, das andere Sammelgut in Papier- oder Stoffsäckchen. Die Anwendung kann innerlich und äußerlich erfolgen. Die medizinischen Eigenschaften von *Malva sylvestris* sind: erweichend, schmerzstillend, entzündungshemmend und auswurffördernd. Da die Malve sehr gut verträglich ist, wird sie gern bei empfindlichen Organismen (bei Kindern und alten Menschen) angewendet. Ein Breiumschlag aus Malvenblüten wirkt bei entzündeten Ekzemen reizmildernd. Zum Färben von Bonbons hat man ebenfalls Malvenblüten verwendet.

MADONNENLILIE

Ein Ehrenplatz im Heilpflanzengarten gebührt der **MADONNENLILIE,** der Weißen Lilie *(Lilium candidum).* Man darf annehmen, daß sie die älteste Zierpflanze der Menschheit ist. 1500 v. Chr. wird sie im Palast von Knossos auf Kreta abgebildet. Bei den alten Kulturvölkern des Mittelmeerraumes war die Weiße Lilie wegen ihrer Schönheit und ihrer Heilkräfte bei Verbrennungen, Wassersucht und Falten beliebt. Die Römer brachten sie bis nach Britannien. Der römische Dichter Vergil (70–19 v. Chr.) gab ihr den Namen „candidum“, den Carl von Linné übernommen hat. In christlicher Zeit wurde sie der Jungfrau Maria als Symbol beigegeben und erhielt den Namen „Madonnenlilie“. Im „Capitulare“ wird sie an erster Stelle genannt, ebenso im St. Galler Klosterplan. Walahfried Strabo, Abt im Kloster Reichenau (Bodensee), widmet ihr in seinem Gedicht „Hortulus“ Verse, preist den Wohlgeruch und das blendende Weiß und vergleicht die Schönheit der Lilie mit der Rose.

Charakteristik: Heimisch ist *Lilium candidum* im Libanon. Aus einer Zwiebel, die aus vielen länglichen gelben Schuppen besteht, sprießt ein meterlanger Schaft mit bis zu einem Dutzend Blüten. Blütezeit ist Juni/Juli. Je nach

Größe der Zwiebel werden Lilien im Herbst 10–25 cm tief in die Erde gesetzt und mit einer Sandlage umgeben. Über die Pflanzung sollte man eine Winterabdeckung aus Mist, Laub oder Fichtengrün bringen. *Lilium candidum* benötigt einen sonnigen Standort und entwickelt sich am besten, wenn sie dort ungestört lange Zeit stehen kann.

Verwendung: Die gekochte Zwiebel ist ein altbewährtes Mittel bei Verbrennungen, Furunkeln und Geschwüren. Der heiße Brei wird mittels einer Kompresse auf die betroffenen Stellen gelegt. In der Kosmetik wirken Zwiebelextrakte bioaktivierend auf die Haut (Lilienmilchseife).

SCHWARZKÜMMEL

Im „Capitulare" heißt er „Git", im St. Galler Klosterplan „Gitto" (da steht er allerdings im Gemüsegarten), mit botanischem Namen *Nigella sativa,* und der gebräuchliche deutsche Name ist **SCHWARZKÜMMEL.** *Nigella* gehört zu den Hahnenfußgewächsen *(Ranunculaceae).* Im Orient war Schwarzkümmel bereits im Altertum ein bekanntes Gewürz, das gerne angebaut wurde. Von dort gelangte er in die Mittelmeerländer und über die Alpen.

Charakteristik: Die einjährige Pflanze ist nicht so dekorativ wie der Damaszener Schwarzkümmel, die „Jungfer im Grünen" (*Nigella damascena,* ebenfalls ein Heil- und Gewürzkraut). Die Blüten sind von einem blassen, weißlichen Blau, eingerahmt von zarten Fiederblättchen. In abgeblühtem Zustand wird die Pflanze gern zu Trockensträußen verarbeitet. Dicht genug ausgesät, ergibt sie eine schöne Beeteinfassung.

Verwendung: Im von Thomas Pancovius (1622–1665), Arzt und Botaniker, verfaßten „Kräuter- und Gewächsbuch" liest man über den Schwarzkümmel: *„Er führet den Schleim von den Lungen, mehret die Milch, erweckt die frauliche Zeit, treibet den Harn und die Würm aus dem Leib und stillet das Grimmen. Die Wurzel gekauet und in die Nase gestrichen stillet das Bluten."* Die Droge wie auch das Gewürz sind die Samen, die volksmedizinisch gegen Blähungen angewandt werden. Weitere Eigenschaften: auswurffördernd und schleimlösend sowie harntreibend.

KREUZKÜMMEL

In die Familie der Doldengewächse gehört der **KREUZKÜMMEL** *(Cuminum cyminum).* Er ist einjährig, wird 50 cm hoch und hat mehrfach gefiederte, haarfein zerteilte Blätter. Die weißen oder rosa Blüten stehen in einfachen Dolden. Als Heimat dürfte wohl das östliche Mittelmeergebiet, Nordafrika und Vorderasien anzusehen sein. Die Früchte wirken blähungstreibend und krampflösend. Sie werden als Gewürz für Brot und in holländischen Käsesorten (Leidener Käse und Friesischer „Nagelkaas") verwendet.

BOHNENKRAUT

Im „Capitulare" wird das einjährige **BOHNENKRAUT** *(Satureja hortensis)* schon als Satureia aufgeführt. Auch hier ist die Pflanze von den Römern übernommen und über die Gärten Europas von England aus nach Nordamerika gebracht worden.

Charakteristik: Das Sommerbohnenkraut (es gibt auch ein Winterbohnenkraut, *Satureja montana,* das staudig ist) wird 30 cm hoch und blüht mit kleinen rosa Lippenblüten von Juli bis September, die schmalen Blätter stehen kreuzweise gegenständig. Es ist wie der Schwarzkümmel als Beeteinfassung geeignet.

Verwendung: In der Blütezeit wird die Pflanze kurz über dem Boden abgeschnitten, zum Strauß gebunden und an einem luftigen, schattigen Ort aufgehängt und getrocknet. Medizinische Eigenschaften: krampflösend, schmerzstillend, verdauungsfördernd (besonders bei Hülsenfrüchten, daher der Name), anregend und desodorierend als Badezusatz. Ein Tee (2 Teelöffel auf $^1/_4$ l Wasser, 10 Min. ziehen lassen) hilft bei Durchfall und Magenkrämpfen, aber auch bei Husten, davon 3 Tassen täglich trinken (als Hustentee mit Honig gesüßt). Wegen der sehr aromatischen Blätter wird das Bohnenkraut auch in der Parfüm- und Likörindustrie verwendet. Im Mittelalter galt es als Aphrodisiakum.

GROSSE KLETTE

Eine Pflanze, die man nicht in einen Ziergarten setzen wird, obwohl sie schon ihrer Größe wegen sehr dekorativ sein kann, ist die **GROSSE KLETTE** *(Arctium lappa)* aus der Korbblütlerfamilie. Ihre großen Blätter deuten darauf hin, daß sie einen großen Nahrungsbedarf hat und sich auf entsprechenden Böden ansiedelt.

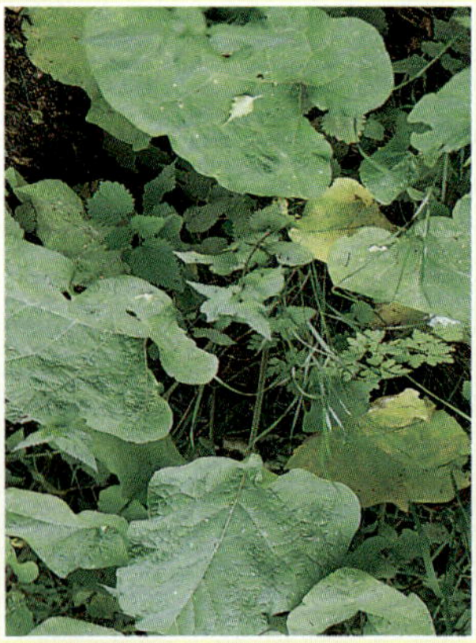

Große Klette

Charakteristik: Die Große Klette ist eine zweijährige Pflanze, die im zweiten Jahr ihre Größe erreicht und zur Blüte kommt. Die rosa-purpurroten Blüten stehen in großen lockeren Scheindolden. Die einzelnen Blütenköpfe sind von hakig gekrümmten Hüllblättern umgeben, die die „Klette" bilden, wonach die Pflanze ihren Namen erhielt. Auch andere Volksnamen wie „Kladde", „Klebern" oder „Kleberwurzel" weisen darauf hin. Auf Bauernhöfen finden wir sie mitunter in der Nähe von Dung- und Komposthaufen. Sonst besiedelt die Klette gerne Wegränder und Schuttplätze. Im Bergland findet man sie bis in etwa 1.800 m.

Verwendung: Das Sammelgut ist der Wurzelstock, der im Herbst des ersten oder im Frühjahr des zweiten Jahres, also bevor die Blütenstiele zu treiben beginnen, geerntet wird. Eine aus der Wurzel bereitete Essenz wird äußerlich bei Hautkrankheiten verwendet, überdies bei Krampfadern und Furunkulose. Aus den reifen Samen wird ein Öl gewonnen, das ebenfalls medizinisch gebraucht wird. Es wirkt harn- und schweißtreibend und senkt den Zuckergehalt im Blut. Der Saft der frischen Blätter wird gegen fettiges Haar angewendet, indem man die Haare täglich damit einreibt. Seit dem Altertum als Heilpflanze bekannt, war die Klette auch ein Wildgemüse, dessen Wurzeln gegessen wurden. Im Geschmack erinnern sie an Schwarzwurzeln.

Der Klostergarten von St. Gallen

Den ältesten uns bekannten Plan eines Arzneipflanzengartens finden wir auf dem berühmten St. Galler Klosterplan, der um 820 auf der Insel Reichenau für das Kloster St. Gallen erstellt wurde und sich heute in der St. Galler Stiftsbibliothek befindet. In dem Plan (der aber nie in dieser Form ausgeführt wurde) ist erstmals eine ganze Spitalanlage eingezeichnet. Hinter der Apotheke *(armarium pigmentorum)* liegt der Heilkräutergarten *(herbularius)* mit 16 beschrifteten Beeten, getrennt vom Gemüsegarten *(hortus)* mit 18 Gemüsearten und dem Obstgarten *(pomarium)* mit 15 Obstarten. Außer der Krankenstation für die Mönche des Klosters *(infirmarium)* gibt es noch drei weitere Krankenstationen für Persönlichkeiten des öffentlichen Lebens, für durchreisende Pilger und für Gäste des Klosters.

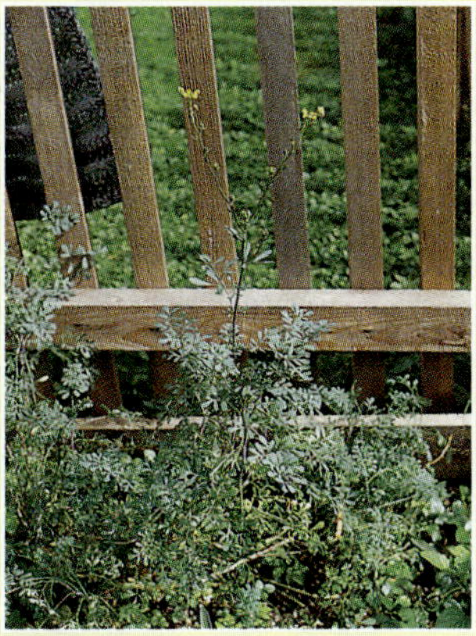

Raute

Die benediktinische Reichsabtei erlebte schon im 9. Jahrhundert ihre religiöse, wissenschaftliche und wirtschaftliche Hochblüte und wurde einer der kulturellen Mittelpunkte diesseits der Alpen.

Aus dem Plan des St. Galler Klostergartens kann man allerdings nicht auf Umfang und Pflanzenbestand der frühen Klostergärten schließen. Schon das „Capitulare“ enthält mehr Pflanzen, als hier eingetragen sind. Bei der medizinischen Bedeutung des Klosters – wir wissen, daß in St. Gallen später ein Oberarzt und mehrere Unterärzte tätig waren – ist anzunehmen, daß die 16 namentlich in die Beete eingetragenen Arzneipflanzen nur als Beispiele gedacht waren. Immerhin, gerade durch seine Kleinheit ist der Plan des St. Galler Klostergartens ideal für

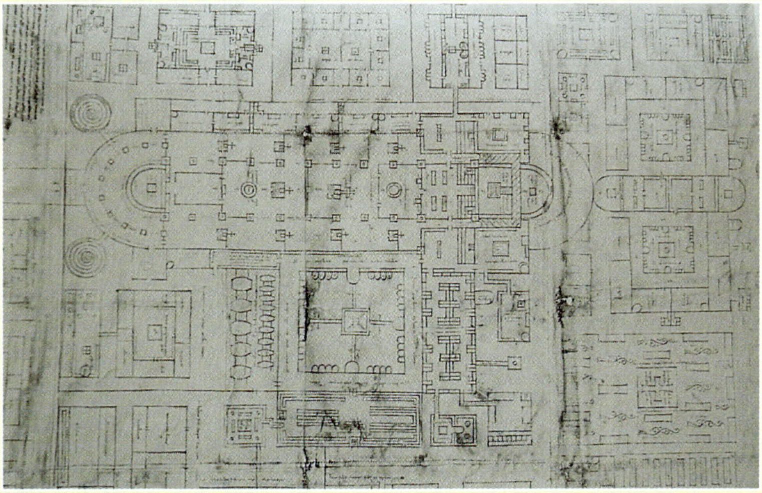

Der St. Galler Klosterplan (Heilkräutergarten in der rechten oberen Ecke)

jemand, der wenig Platz hat, einen historischen Garten anzulegen. Zweimal vier Beete bilden ein fast quadratisches Rechteck, das von zwei jeweils halb umlaufenden Randbeeten eingefaßt wird.

Auf dem Plan sind folgende 16 Pflanzennamen eingetragen (dahinter die heutigen Entsprechungen)

Lilium	*Lilium candidum*	Madonnenlilie
Rosas	*Rosa* sp.	Rosen
Fasiolo	?	? (Bohnen)
Sataregia	*Satureja hortensis*	Bohnenkraut
Costo	*Chrysanthemum majus* = *Tanacetum balsamita*	Balsamkraut
Fena greca	*Trigonella foenum-graecum*	Bockshornklee
Rosmarino	*Rosmarinus officinalis*	Rosmarin
Menta	*Mentha* sp.	Minze-Art
Salvia	*Salvia officinalis*	Salbei
Ruta	*Ruta graveolens*	Raute
Gladiola	*Iris germanica*	Deutsche Schwertlilie
Pulegium	*Mentha pulegium*	Poleiminze
Sisimbria	?	?
Cumino	*Cuminum cyminum*	Kreuzkümmel
Lubestico	*Levisticum officinale*	Liebstöckel
Feniculum	*Foeniculum vulgare*	Fenchel

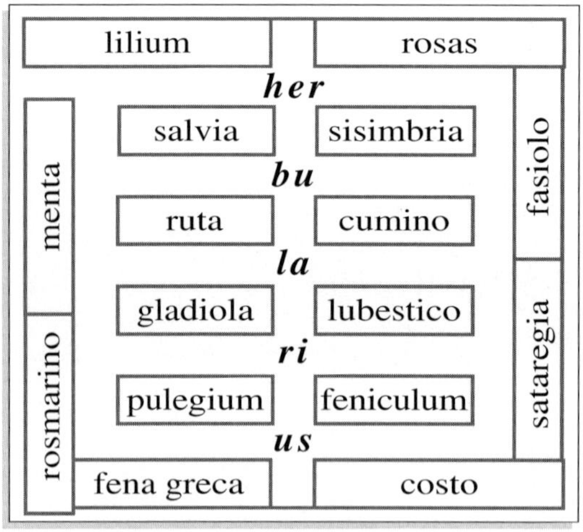

Plan des Heilkräutergartens St. Gallen

An zwei Stellen mußten wir ein Fragezeichen setzen, da es nicht immer möglich ist, eindeutig festzustellen, was die alten Namen bedeuten (Näheres dazu beim Klostergarten von Walahfried Strabo). Sisimbria wird von einigen Fachleuten als Gartenkresse gedeutet, von anderen als Wegrauke, von weiteren als eine Minze-Art. Fasiolo ist mit großer Wahrscheinlichkeit eine Bohne, aber sicher nicht unsere heutige Gartenbohne *(Phaseolus vulgaris)*, die von Amerika zu uns kam, also erst 700 Jahre später hier bekannt wurde. Einige schließen daraus, daß nur die bei uns damals übliche Bohnenart, die Saubohne *(Vicia faba)*, gemeint sein kann, während andere glauben, Hinweise auf die damals im Mittelmeergebiet gebräuchliche Augenbohne *(Vigna unguiculata)* zu finden.

Pflanzen, die im „Capitulare“ genannt sind, finden sich auch in der Aufstellung des St. Galler Klosterplans wieder. Vergleicht man die altertümlichen Namen, findet man manche geringfügig verändert. In beiden Listen sind „Rosas“ ange-

ESSIGROSE

führt; bei Walahfried, etwa zeitgleich mit St. Gallen, ist schon eine bestimmte Art, *Rosa gallica,* die **ESSIGROSE,** genannt. Er bezeichnet sie in seinem Gedicht „Hortulus" als „Blume der Blumen" *(flos florum).* Im Altertum war sie die Gartenrose schlechthin, und wieder waren es die Römer, die sie in den von ihnen verwalteten Gebieten ansiedelten und den Namen Rosa mitbrachten. Die einheimische Hundsrose hieß im Althochdeutschen „hiufaltra" = „Hagebuttenstrauch". Man kann also davon ausgehen, daß mit dem Begriff „Rosas" die *Rosa gallica* gemeint ist. Ihr natürliches Verbreitungsgebiet ist Kleinasien bis zum westlichen Kaukasus. Im Mittelalter ist die Gartenrose über Mitteleuropa verbreitet und wird zum Wappenzeichen für Ortschaften und Adelsgeschlechter, und wir finden sie auf Gemälden der damaligen Zeit. Ebenfalls zu dieser Zeit entsteht die „Apothekerrose", *Rosa gallica officinalis,* die halbgefüllte Blüten besitzt und besonders intensiv duftet.

Charakteristik: *Rosa gallica* ist ein Ausläufer treibender Strauch, winterhart und bis zu 1½ m hoch werdend. Die Stengel sind grün oder leicht rötlich und stark bestachelt (Rosen haben keine Dornen, sondern Stacheln!). Die Blüten sind samtig dunkelrot. Blütezeit: Juni/Juli. Die braunrote Hagebutte hat eine ovale Form.

Verwendung: Medizinisch genutzt werden die Kronblätter der Blüten, die rasch im Schatten an einem luftigen Ort getrocknet und in Glas- oder Porzellangefäßen aufbewahrt werden. Die Anwendung erfolgt innerlich als Tee bei Magen- und Darmbeschwerden (1–2 g auf 100 ml Wasser) und äußerlich zum Gurgeln, Mundspülen und für Waschungen. Die Pharmaindustrie benutzt Rosenblätter als aromatischen Zusatz, um unangenehmen Geschmack anderer Präparate zu überdecken. Der Duft der Essigrose findet in der Parfüm- und Kosmetikindustrie Verwendung. Im Orient entwickelte man die *Rosa gallica conditorum,* deren Kronblätter zu Rosenkonfekt verarbeitet werden.

Theophrastos, geb. 371 v. Chr. und angeblich über 100 Jahre alt geworden, berühmter Wissenschaftler und Schüler von Aristoteles, unterschied zwei Arten von Rosen. Eine hieß „Rhodon", was „Rose" bedeutet *(Rosa gallica),* die andere „Kynosbaton", was sich aus „kynos" = „Hund" und „baton" = „Dornenstrauch" zusammensetzt.

HUNDSROSE

Die auch bei uns einheimische **HUNDSROSE** *(Rosa canina)* war im Mittelmeergebiet schon im Altertum bekannt und als Heilpflanze im Gebrauch. Man glaubte in ihr ein wirksames Mittel gegen Hundebisse und Tollwut zu haben. In der Antike sammelte man die Rosengallen, die durch den Stich der Rosengallwespe hervorgerufen werden. Die als „Rosenschwamm" bezeichneten Gallen wirken durch ihren hohen Gerbstoffgehalt adstringierend und tonisch. *Rosa canina* ist ein Musterbeispiel für Lebenskraft, und wer nach Hildesheim kommt, sollte sich den tausendjährigen Rosenstock am Dom ansehen. Es ist bestimmt die älteste auf der Erde wachsende Rose. „Zu Hildesheim der Rosenstock macht jährlich neue Triebe, seit tausend Jahren ein Symbol für Glaube und Hoffnung

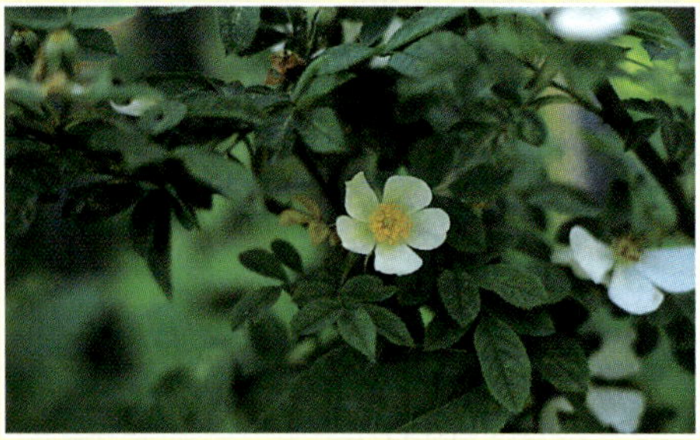
Hundsrose

und Liebe." Ein christliches Symbol wurde die Rose verhältnismäßig spät. Sie wurde Sinnbild für das Märtyrertum. Der Rosenkranz, die Gebetsschnur, bestand ursprünglich aus fest gepreßten Rosenblättern, die einen angenehmen Duft verströmten.

Charakteristik: Die Hundsrose, auch „Heckenrose" und „Hagrose" genannt, ist ein bis zu 5 m hoher Strauch mit überhängenden Zweigen und derben, sichelförmigen Stacheln (im Volksmund „Dornen" genannt). Die Blüten sind hellrosa oder weiß, die Hagebutten rot und von ovaler bis kugeliger Form. Verbreitet ist die Hundsrose in lichten Wäldern, an Waldrändern und in Hecken von der Ebene bis in mittlere Gebirgslagen, in den Alpen bis in 1.300 m Seehöhe.

Verwendung: Von der Heckenrose werden die Blätter, die Blütenknospen und die Hagebutte gesammelt. Letztere ist der hochwertigste Vitamin-C-Träger! Ein Vergleich: 100 g Zitrone = bis 100 mg Vitamin C, 100 g Hagebutten = bis 5.000 mg Vitamin C. Außerdem wirken sie adstringierend, entzündungshemmend und die Nierenfunktion anregend. Blätter und Blütenknospen sind ein angenehmes Abführmittel. Von den Früchten lebt eine ganze Industrie: Hagebuttentee, Hagebuttenwein, Hiffenmark, Marmelade und Gelees, und in der Kosmetik bildet die Hagebutte einen wesentlichen Bestandteil von Schönheitsmasken, um die Haut zu glätten und aufzuhellen.

ROSMARIN

Leider meist nur als Topfpflanze, weil nicht winterhart, kann in unseren Breiten der **ROSMARIN** *(Rosmarinus officinalis)* gezogen werden. (Die Klöster in St. Gallen und auf der Reichenau konnten ihn dagegen wegen der besonderen klimatischen Bedingungen des Bodenseeraumes im Freien halten.)

Charakteristik: Rosmarin ist ein immergrüner Strauch, der 2 m, mitunter bis 3 m hoch werden kann. Die schmalen Blätter sind graugrün, die Blüten blau, selten rosa oder weiß, mit zwei lang herausragenden Staubblättern, Blütezeit April bis Juni. Dieser Lippenblütler kommt, wie so viele andere in Kultur genommene Pflanzen, aus dem Mittelmeergebiet, wo er eine Charakterpflanze der Macchien ist.

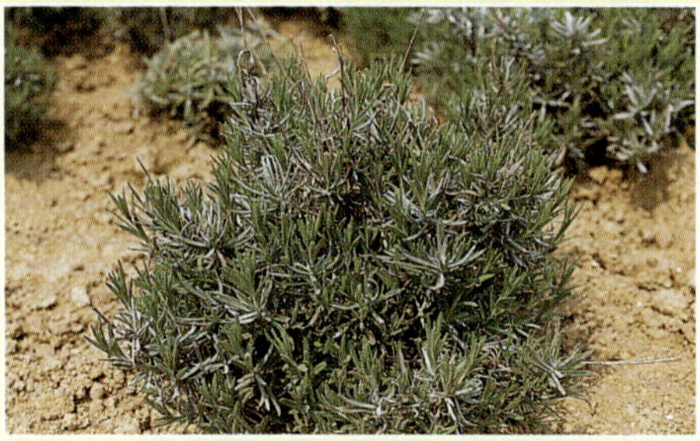
Rosmarin

Verwendung: Schon im Altertum wurde er als Gewürz- und Heilpflanze in Töpfen kultiviert. Im 16. Jahrhundert wurde aus Rosmarin, Lavendel und Poleiminze das berühmte „Aqua Reginae Hungariae" hergestellt. Es soll bewirkt haben, daß Königin Isabella von Ungarn im 72. Lebensjahr von ihren Gelenkschmerzen geheilt wurde! Das Sammelgut sind die Blätter, aus ihnen wird das Rosmarinöl gewonnen, das in der Pharmazie wie in der Kosmetik seinen festen Platz hat. Die Blätter werden von Juni bis August geerntet, getrocknet und in Glas- oder Porzellangefäßen aufbewahrt. Die medizinischen Eigenschaften sind sehr vielseitig: appetitanregend und verdauungsfördernd, krampflösend, harntreibend und antiseptisch, beruhigend bei Keuchhusten und die Menstruation regulierend. Die Anwendung ist innerlich und äußerlich. Rosmarinöl dient zu Einreibungen bei Prellungen, Gelenk- und Muskelschmerzen, Rheuma und Halsstarre. Zur inneren Anwendung dient ein Tee (1 g auf 100 ml Wasser), von dem man 1 Tasse nach den Mahlzeiten trinkt. In der Kosmetik wirken Rosmarinbäder desodorierend, dazu ein Rezept von Pfarrer Kneipp für ein belebendes Bad: 50 g Blätter in 1 l Wasser zum Sieden erhitzen, 30 Minuten ziehen lassen, abseihen und ins Badewasser geben (ohne Seife). In Zahnpasta und Mundwasser strafft Rosmarin das Zahnfleisch, Rosmarin ist auch ein wichtiger Bestandteil des „Kölnisch Wassers" sowie von Seifen und Parfüm.

Der Klostergarten des Walahfried Strabo

Wie das Kloster St. Gallen spielte auch das Kloster auf der Insel Reichenau im Bodensee als eines der großen Benediktiner-Klöster im Mittelalter eine bedeutende religiöse und kulturelle Rolle, nicht zuletzt durch seinen Abt Walahfried Strabo (808/809–849, seit 827 Studium in Fulda bei Hrabanus Maurus, Abt von Reichenau seit 838).

Welche Arzneipflanzen in einem frühmittelalterlichen Klostergarten standen, erfahren wir genauer noch als aus dem St. Galler Klosterplan durch Walahfrieds Lehrgedicht „De cultura hortorum" („Vom Gartenbau", kurz „Hortulus" genannt), das er seinem Amtsbruder Grimalt (Abt von St. Gallen 841–872) wohl um 842, jedenfalls während dessen Amtszeit, gewidmet hat. Dort werden 24 Arzneipflanzen und Küchenkräuter genannt.

Es ist aber nicht ganz selbstverständlich, daß wir sofort wissen, welche Pflanzen Walahfried gemeint hat, denn die heutigen internationalen wissenschaftlichen Bezeichnungen der Pflanzen gab es damals noch nicht. Die heutige Nomenklatur beginnt erst 1753 mit dem grundlegenden Werk „Species plantarum" („Die Pflanzenarten") des Schweden Carl von Linné. Die alten Namen müssen also erst „übersetzt" werden. Glücklicherweise hat es aber in den Jahrhunderten zwischen Walahfried und Linné immer wieder Wissenschaftler gegeben, die sich mit Pflanzen befaßt und die jeweils älteren Namen in die von ihnen verwendete Nomenklatur übersetzt haben. Daher sind wir imstande, die folgende Liste aufzustellen.

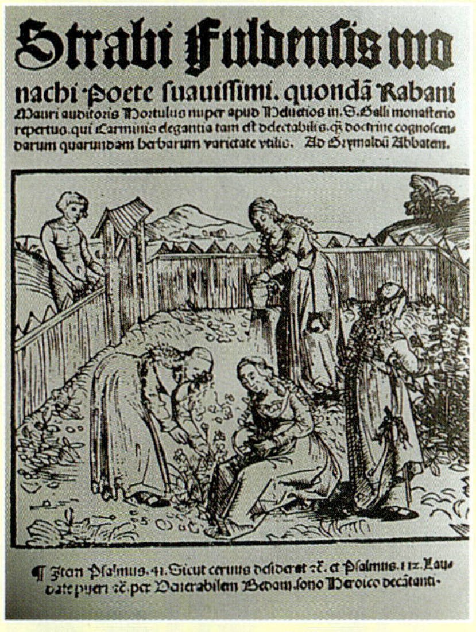

Im Klostergarten Walahfried Strabos

Wir nennen dabei die von Walahfried verwendeten Namen und deren heutige Entsprechung.
Die Anlage des Gartens auf der Reichenau entsprach der des St. Galler Gartenplans, ein fast quadratisches Rechteck mit zwei Zeilen von je vier Beeten, umgeben von zwei halb umlaufenden Randbeeten (siehe Skizze S. 97).

1	**Papaver**	*Papaver somniferum*	Schlafmohn
2	**Lilium**	*Lilium candidum*	Madonnenlilie
3	**Rosa**	*Rosa gallica*	Französische Rose
4	**Radices**	*Armoracia rusticana*	Meerrettich
5	**Nepeta**	*Nepeta cataria*	Katzenminze
6	**Ambrosia**	*Achillea millefolium*	Schafgarbe
7	**Agrimonia**	*Agrimonia eupatoria*	Odermennig
8	**Vettonica**	*Stachys officinalis*	Ziest
9	**Sclarea**	*Salvia sclarea*	Muskatellersalbei
10	**Costus**	*Chrysanthemum majus* = *Tanacetum balsamita*	Balsamkraut
11	**Marrubium**	*Marrubium vulgare*	Andorn
12	**Absynthium**	*Artemisia absinthium*	Wermut
13	**Pepones**	*Cucumis melo* und *Cucumis sativus*	Melone Gurke
14	**Cucurbita**	*Lagenaria siceraria*	Flaschenkürbis
15	**Menta**	*Mentha* sp.	Minze-Art
16	**Abrotanum**	*Artemisia abrotanum*	Eberraute
17	**Salvia**	*Salvia officinalis*	Salbei
18	**Cerefolium**	*Anthriscus cerefolium*	Kerbel
19	**Ruta**	*Ruta graveolens*	Raute
20	**Apium**	*Apium graveolens*	Sellerie
21	**Gladiola**	*Iris germanica*	Deutsche Schwertlilie
22	**Lybisticum**	*Levisticum officinale*	Liebstöckel
23	**Pulegium**	*Mentha pulegium*	Poleiminze
24	**Feniculum**	*Foeniculum vulgare*	Fenchel

Wie sehr man sich bei solchen „Übersetzungen“ vor Fehlern hüten muß, zeigen die Namen „Cucurbita“, „Pepones“, „Gladiola“ und „Menta“. Die ersten beiden erinnern an *Cucurbita pepo,* unseren Kürbis. Dieser stammt aber aus Amerika, kam also erst mehr als 600 Jahre später nach Europa und kann hier nicht gemeint sein. „Gladiola“ läßt an die Gladiole *(Gladiolus)* denken, deren Name ebenfalls vom lateinischen „gladius“ (Schwert) abgeleitet ist und genauso auf die Schwertform hinweist wie der deutsche Name der hier gemeinten Schwertlilie. Ein weiterer Name, der falsche Assoziationen hervorrufen kann, ist „Menta“. Sofort fällt einem *Mentha x piperita,* die Pfefferminze, ein, die wir als viel gebrauchte Heilpflanze kennen. Minze-Arten zählen zu den ältesten Arzneipflanzen, die in Ostasien ebenso verwendet wurden wie bei den Ägyptern, und in unserem Kulturkreis zieht sich ihre Verwendung von der Antike durch das Mittelalter bis in die Gegenwart. Aber bis zum Ende des 17. Jahrhunderts nahm man nicht etwa unsere bekannte Pfefferminze, sondern andere Minze-Arten, denn die echte Pfefferminze gab es damals noch gar nicht! Bei ihr handelt es sich um einen Bastard, der spontan in einem Feld der Ährenminze *(Mentha spicata)* in England aufgetreten war und über den 1696 erstmals berichtet wurde (siehe S. 117). Bei Walahfried könnte es sich um diese Ährenminze, vielleicht deren krausblättrige Varietät *(Mentha spicata* var. *crispa)*, gehandelt haben oder um die Wasserminze *(Mentha aquatica)*.

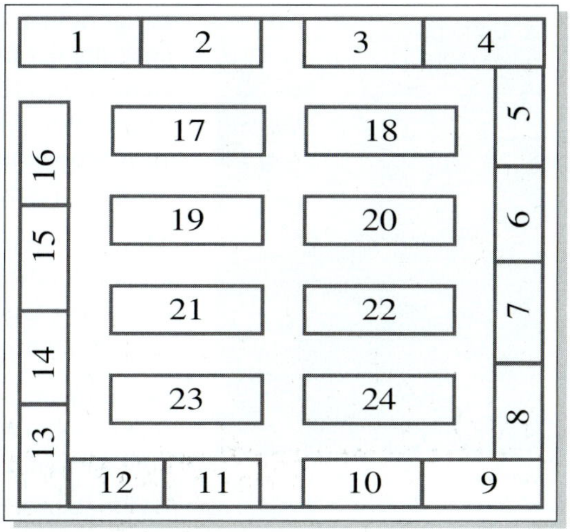

Plan des Klostergartens Walahfried Strabos

In Walahfrieds Klostergarten findet sich unter „Radices“ der Meerrettich angegeben, im „Capitulare“ unter dem gleichen Begriff der Rettich. Das lateinische Wort „radix“ bedeutet „Wurzel“, und bei beiden Pflanzen ist die Wurzel das Gebrauchsgut, sei es als Gemüse, als Gewürz oder Arznei. Vom **RETTICH** *(Raphanus sativus)* sei nur gesagt, daß er schon bei den alten Ägyptern in Kultur war und griechische und römische Ärzte ihn gegen Hustenreiz verordneten. Der jüdisch-arabische Arzt und Philosoph Moses Maimonides (1135–1204) nennt Rettichöl als Potenzmittel zum Einreiben. Heute weiß man, Rettichsaft regt die Gallentätigkeit an, wirkt appetitanregend und gegen Skorbut. Der **MEERRETTICH** *(Armoracia rusticana)* ist wie der Rettich ein Kreuzblütler. In Süddeutschland und Österreich nennt man ihn Kren.

RETTICH

MEERRETTICH

Charakteristik: Meerrettich ist eine äußerst robuste Pflanze mit großen, ampferähnlichen Blättern und einer langen, fleischigen Pfahlwurzel, die als Droge und Gewürz gebräuchlich ist. Der Blütenstand mit kleinen weißen Blüten bildet eine endständige Traubenrispe, die Blütezeit ist Juni/Juli. Meerrettich braucht viel Platz und kann zum Unkraut werden, weil jedes Stückchen Wurzel eine neue Pflanze bildet.

Verwendung: Die Pflanze war bereits in der Antike als Heilkraut bekannt. Man schätzte ihre verdauungsfördernde Wirkung damals wie heute. Die Anwendung der frischen Wurzel ist wirksamer als die der getrockneten, sie kann innerlich und äußerlich erfolgen. Die medizinischen Eigenschaften sind ferner: antianämisch, antirheumatisch, harntreibend und Husten bekämpfend. Hohe Dosierungen führen zu Magen- und Darmbeschwerden; Magenkranke und Schwangere sollten besonders vorsichtig sein. Äußerlich wird bei Prellungen, Ischias und Rheumatismus ein Brei aus der Wurzel mittels einer Kompresse 15 Minuten lang auf die betroffenen Stellen gelegt. Auch Zahnschmerzen soll Meerrettich lindern helfen.
Junge Meerrettichblätter eignen sich gut als Salat. Als Gewürz wird die Wur-

MELONE
GURKE
KERBEL

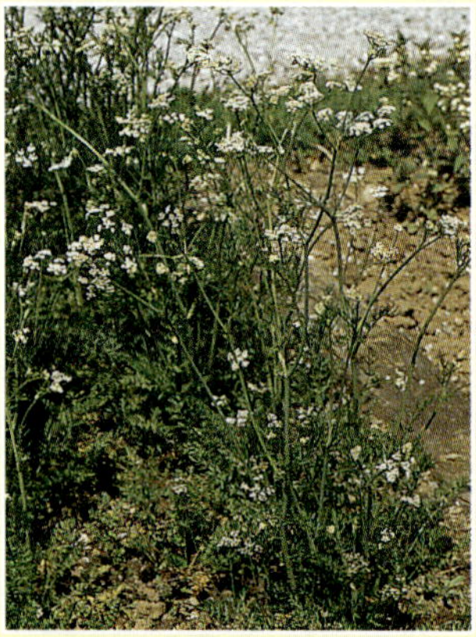

Kerbel

zel gerieben und frisch an die Speisen gegeben. Vor der Entdeckung der exotischen Gewürze war Meerrettich die wichtigste Beilage zu Fleischgerichten und diente zum Würzen von Rahmsoßen. Wie von anderen scharfen Gewürzen glaubte man auch vom Meerrettich, daß er „scharf" mache, und gebrauchte ihn als Aphrodisiakum.

MELONE und **GURKE** sollten als schwach harntreibend und abführend die Verdauung fördern. Bis auf den heutigen Tag werden beide, Gurke aber wohl mehr als Melone, als Schönheitsmittel gebraucht, indem man die Haut mit den Schalen einreibt.

Der bei Walahfried erwähnte **KERBEL** *(Anthriscus cerefolium)* war im St. Galler Klosterplan für den Gemüsegarten eingetragen; über eine Anwendung als Arzneipflanze ist sonst aus dem Mittelalter nichts bekannt.

Ein Klostergarten des hohen Mittelalters

Die Gartenkultur des hohen Mittelalters führt uns das um 1150 erschienene Gartenbuch der hl. Hildegard von Bingen (1098–1179) vor Augen. Diese berühmte Mystikerin und Naturwissenschaftlerin war Äbtissin des von ihr gegründeten Benediktinerinnen-Klosters auf dem Rupertsberg bei Bingen im heutigen Bingerbrück. Sie stützte sich nicht mehr allein auf die antiken Schriften, wie das noch die Benediktiner des frühen Mittelalters getan hatten; inzwischen hatte man auch eine beträchtliche Anzahl einheimischer Kräuter kennen und schätzen gelernt, die für Heilbehandlungen in Frage kamen. Hildegard übernahm sie aus der Volksmedizin in den klösterlichen Arzneimittelschatz. Im Text ihres lateinisch geschriebenen Werkes kommen daher immer wieder deutsche Pflanzennamen vor. Aber auch für die traditionellen Heilkräuter gibt Hildegard des öfteren andere Heilanzeigen, als sie aus der antiken Literatur bekannt waren.

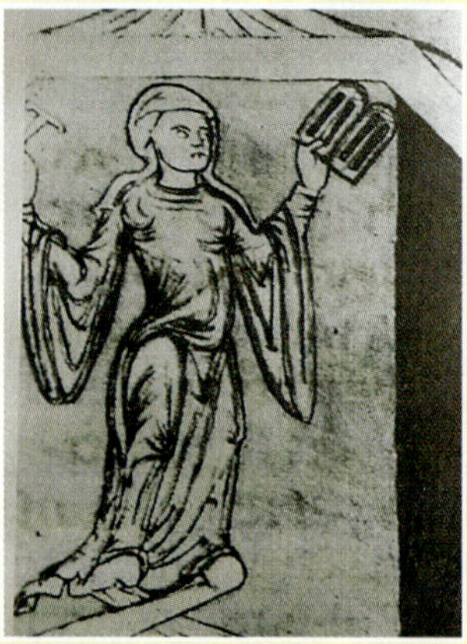

Hl. Hildgard von Bingen

Ein Klostergarten des hohen Mittelalters könnte folgende Heilpflanzen enthalten haben

Achillea millefolium	Schafgarbe
Agrimonia eupatoria	Odermennig
Allium sativum	Knoblauch
Althaea officinalis	Eibisch
Arnica montana	Arnika
Artemisia absinthium	Wermut
Artemisia vulgaris	Beifuß
Bryonia dioica	† Zweihäusige Zaunrübe
Buxus sempervirens	Buchsbaum
Calendula officinalis	Ringelblume

Carum carvi	Kümmel
Centaurium erythraea	Tausendgüldenkraut
Chelidonium majus	Schöllkraut
Cnicus benedictus	Benediktenkraut
Dictamnus albus	Diptam
Foeniculum vulgare	Fenchel
Gentiana lutea	Gelber Enzian
Glechoma hederacea	Gundelrebe
Glycyrrhiza glabra	Süßholz
Hyssopus officinalis	Ysop
Inula helenium	Alant
Iris germanica	Deutsche Schwertlilie
Juniperus communis	Wacholder
Lamium album	Weiße Taubnessel
Lavandula angustifolia	Lavendel
Levisticum officinale	Liebstöckel
Linum usitatissimum	Lein
Malva sylvestris	Wilde Malve
Marrubium vulgare	Andorn
Matricaria recutita	Echte Kamille
Melissa officinalis	Melisse
Mentha pulegium	Poleiminze
Mentha spicata var. *crispa*	Krause Minze
Origanum vulgare	Dost
Papaver somniferum	Schlafmohn
Peucedanum ostruthium	Meisterwurz
Pimpinella saxifraga	Kleine Bibernelle
Plantago lanceolata	Spitzwegerich
Potentilla erecta	Blutwurz
Primula veris	Schlüsselblume
Pulmonaria officinalis	Lungenkraut
Rosmarinus officinalis	Rosmarin
Ruta graveolens	Raute
Salvia officinalis	Salbei
Sanicula europaea	Sanikel
Silybum marianum	Mariendistel
Symphytum officinale	Beinwell
Thymus vulgaris	Thymian
Trigonella foenum-graecum	Bockshornklee
Tussilago farfara	Huflattich
Valeriana officinalis	Baldrian
Verbascum densiflorum	Großblütige Königskerze
Verbena officinalis	Eisenkraut
Viola odorata	Wohlriechendes Veilchen

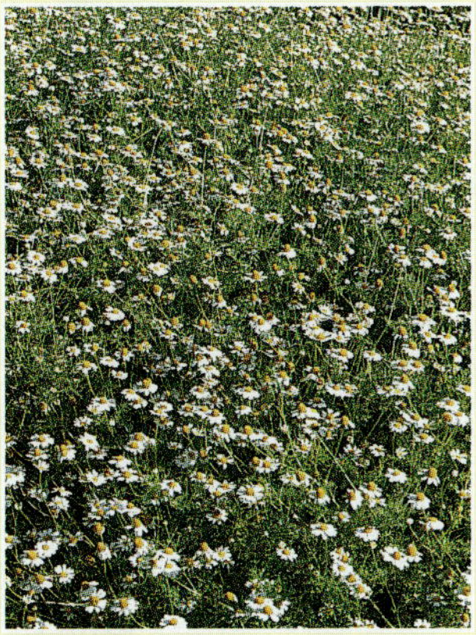
Kamille

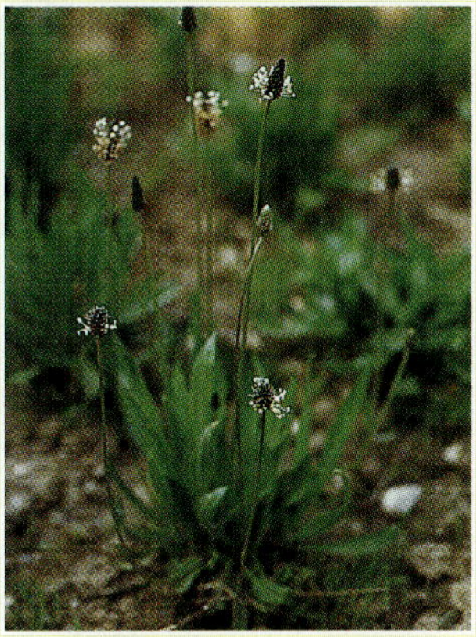
Spitzwegerich

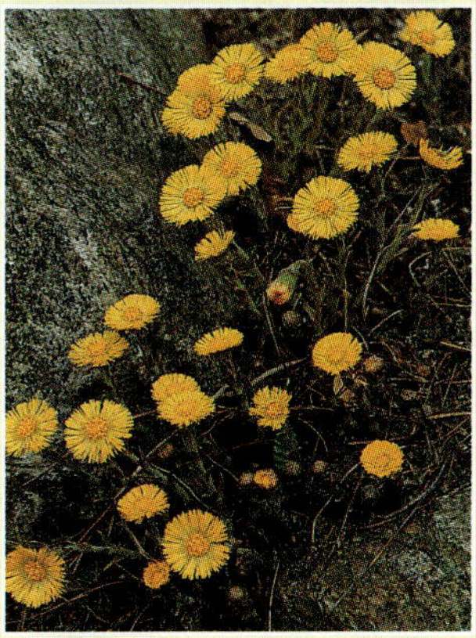
Huflattich

Eine ganze Reihe dieser Pflanzen ist uns schon als Bestand der frühen Klostergärten bekannt. Einige sind aber hinzugekommen, darunter eine der ältesten Heilpflanzen unserer heimischen Flora, der **SPITZWEGERICH.** Auch **DOST** und **LUNGENKRAUT** werden erst seit dem Mittelalter arzneilich verwendet.

TAUSENDGÜLDENKRAUT

Bei Hildegard von Bingen finden wir das **TAUSENDGÜLDENKRAUT** *(Centaurium erythraea),* auch „Bitterkraut" oder „Fieberkraut" genannt. Es ist ein ein- bis zweijähriges Enziangewächs *(Gentianaceae).* Sein wissenschaftlicher Name *Centaurium* erklärt sich aus einer antiken Sage: Der heilkundige Kentaur Chiron soll mit dieser Pflanze Verletzungen geheilt haben; „erythraios" heißt „rötlich" und bezieht sich auf die Blütenfarbe. Das Tausendgüldenkraut ist in Europa verbreitet, ohne häufig zu sein. Bevorzugte Standorte sind Waldränder, Kahlschläge, Böschungen und Wegraine, aber auch Dünentäler. Man kann die Pflanze bis in etwa 1.500 m Höhe antreffen. Sie steht unter Naturschutz.

Charakteristik: Je nach Bodenbeschaffenheit kann die Pflanze 10–50 cm hoch werden. Grundständige Blätter bilden eine Rosette, die zur Blütezeit bereits vertrocknet ist. Die Blätter sind verkehrt eiförmig und stehen am Blütenstiel gegenständig. Die Blüten sind rosa, kurz gestielt mit 5 ausgebreiteten Zipfeln und stehen in dichten Scheindolden; Blütezeit ist Juli bis September.

Verwendung: Die Wirkstoffe sind Bitterstoffglykoside wie beim Gelben Enzian und deshalb oftmals Bestandteil von Kräuterschnäpsen. Medizinische Eigenschaften: fiebersenkend, entzündungshemmend, blutreinigend, magenwirksam und die Gallensekretion fördernd. Tausendgüldenkraut hilft deshalb als appetit- und verdauungsförderndes Medikament bei Magen-Darm-Beschwerden (bei Geschwüren sollte es jedoch nicht angewendet werden).
Geerntet wird das blühende Kraut ohne die Grundrosette, das man gebündelt an einem luftigen Ort zum Trocknen aufhängt und danach in verschlossenen Behältern aufbewahrt. Den Tee (2 Teelöffel/Tasse) trinkt man ungesüßt und gut warm schluckweise bei Bedarf oder 1/2 Stunde vor den Mahlzeiten. Besser wirkt der Tee, wenn er kalt ausgezogen wird (1 gehäufter Teelöffel auf 1/4 l kaltes Wasser, unter gelegentlichem Umrühren 6–10 Stunden ziehen lassen, nach dem Abseihen auf Trinktemperatur erwärmen). Vor Jahrhunderten war Tausendgüldenkraut ein Bestandteil des Theriaks, der als Universalheilmittel galt.

KAMILLE

Erstaunlich ist, daß auch die heute so hoch geschätzte **KAMILLE** *(Matricaria recutita)* erst damals in die Klostermedizin aufgenommen wurde. Einige Jahrhunderte später, 1539, urteilt Hieronymus Bock in seinem Kräuterbuch über sie: *„Die ... gantz gemein Chamill ist der Doctor Recipe eins / dann on diese blum können sie nit viel außrichten."*

Charakteristik: Die Kamille gehört zu den Korbblütlern *(Compositae),* sie ist einjährig. Die Blütenköpfe sind lang gestielt, mit gelben Blüten und weißen Zungenblüten, die im voll erblühten Zustand zurückgeschlagen werden. Der

Blütenboden ist aufgewölbt und hohl (wichtiges Unterscheidungsmerkmal!), Blütezeit: Mai bis September.

Verwendung: Die Blüten werden zwischen Mai und August jeweils wenige Tage nach dem Aufblühen geerntet und auf luftigen Darren an einem schattigen Ort nicht über 45° C getrocknet. Kamille ist überaus wertvoll bei entzündlichen Erkrankungen und wird sowohl innerlich wie äußerlich angewendet. Bei Magen-Darm-Erkrankungen trinkt man gut warmen, aber nicht zu heißen Tee (1 Eßlöffel/Tasse, 10 Min. ziehen lassen), 3–4 Tassen täglich, am besten morgens auf nüchternen Magen, zweimal zwischen den Mahlzeiten und abends vor dem Schlafengehen. Bei Entzündungen im Mund- und Rachenraum ist es, außer mit dem Tee zu spülen und zu gurgeln, auch angenehm und wirksam, den heißen Dampf zu inhalieren. Bei Entzündungen der Haut oder Wundliegen helfen Umschläge oder Bäder. Die krampflösende und allgemein entspannende Wirkung der Kamille hilft auch bei Menstruationsbeschwerden. Im Gegensatz zu den meisten anderen ätherischen Ölen verursacht Kamillenöl weder Haut- noch Schleimhautreizungen, Kamille kann deshalb auch längerfristig angewendet werden, bei Entzündungen im Magen-Darm-Bereich etwa 2–3 Monate.

Arnika

Zu den neu eingeführten Heilpflanzen gehört auch **Arnika** *(Arnica montana)* (siehe S. 43), ein als Volksheilmittel bekannter Korbblütler, dem man heute jedoch vorsichtig gegenübersteht und der wegen möglicher Gefahren nicht zur Selbstbehandlung angewandt werden soll. Verwendet wurden die Blütenköpfchen oder Blütenblätter, zuweilen auch der Wurzelstock, Erntezeit Juni/Juli. Goethe soll gerne Arnikatee getrunken haben, der ihm auch mehrfach von seinen Ärzten verordnet wurde.

Buchsbaum

Vom **Buchsbaum** *(Buxus sempervirens), Buxaceae,* hat man die Blätter verwendet. Wegen der Giftigkeit wird diese Pflanze heute in der Volksmedizin kaum noch angewandt, von Bedeutung ist sie aber für unsere historischen Gärten als Beeteinfassung.

Ringelblume

Die **Ringelblume** *(Calendula officinalis),* deren Heimat wahrscheinlich das Mittelmeergebiet ist, wird schon bei der hl. Hildegard „Ringula“ oder „Ringella“ genannt.

Charakteristik: Die Ringelblume, ein Korbblütler, ist ein bis $^1/_2$ m hohes, ein- oder zweijähriges Kraut mit breit-lanzettlichen Blättern. Blüten gelb bis orange, in 4–7 cm großen Köpfen mit vielen langen Zungenblüten, die am Ende 3 Zähne haben. Blütezeit ist Mai bis Oktober.

Verwendung: Die Pflanze wird noch heute in der Volksmedizin sehr geschätzt. Geerntet werden die Blüten (meist nur die Zungenblüten) im Juni bis August; man kann sie trocknen, aber nicht allzu lange aufbewahren. Aus ihnen bereitet man Tee (1–2 Teelöffel auf $^1/_4$ l Wasser, 10 Min. ziehen lassen) oder Salbe, die beide für Verbände und Kompressen zur Wundbehandlung, bei schlecht heilenden Wunden und „offenen Beinen“, eingesetzt werden.

Gundelrebe

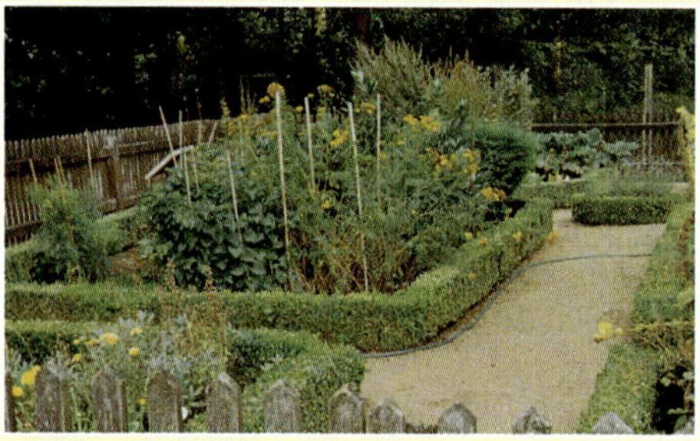

Buchsbaumeinfassungen

Die **GUNDELREBE** oder der Gundermann *(Glechoma hederacea)* ist eine wichtige germanische Heil- und Zauberpflanze, die von Hildegard von Bingen in die Klostermedizin eingeführt wurde.

Charakteristik: Ausdauerndes immergrünes Kraut aus der Familie der Lippenblütler *(Labiatae)* mit meterlangen ober- oder unterirdischen Ausläufern und bis zu 60 cm langen niederliegenden oder aufsteigenden Stengeln, die an den Blattknoten zusätzlich wurzeln. Blüten in wenigblütigen Blütenständen in den Blattachseln, blauviolett, Blütezeit:

MEISTERWURZ

März bis Mai. Vorkommen: auf Wiesen, an Waldrändern von der Ebene bis in mittlere Gebirgslagen.

Verwendung: Man verwendet das blühende Kraut als Tee (1–2 Teelöffel auf ¼ l Wasser, 5 Min. ziehen lassen) insbesondere gegen Appetitlosigkeit, Magenverstimmung mit Durchfall, Husten mit zähem Schleim, ferner zum Spülen und Gurgeln bei Entzündungen des Mund- und Rachenraumes. Zu Zeiten der hl. Hildegard diente das Kraut zudem als Schutz vor Blitzschlag und Hexen.

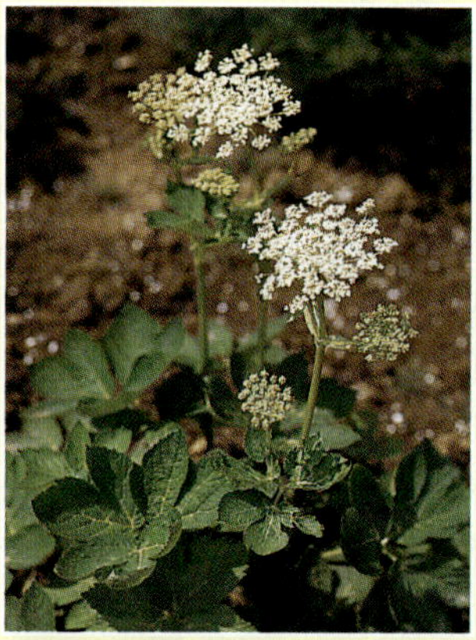

Meisterwurz

Auch die **MEISTERWURZ** *(Peucedanum ostruthium),* zur Familie der Doldenblütler *(Umbelliferae)* zählend, gehört zu den von den Germanen übernommenen Heilkräutern.

Charakteristik: Ausdauernde, bis zu 1 m hohe Pflanze mit großen gefiederten Blättern. Blüten reinweiß oder leicht rötlich, in bis zu 50strahliger Dolde, Blütezeit: Juni bis August. Vorkommen: in den Alpen und Pyrenäen zwischen 1.500 und 2.200 m.

Verwendung: Als west- und mitteleuropäische Gebirgspflanze fand sie verständlicherweise bei den antiken Schriftstellern keine

SANIKEL

Erwähnung; im Mittelalter galt sie dagegen fast als ein Allheilmittel. Verwendet wird die Wurzel als Tee gegen Magen- und Verdauungsbeschwerden sowie als Dampfbad bei Bronchitis und Asthma (2 Eßlöffel auf ½ l kochendes Wasser, den heißen Dampf etwa 10 Min. lang einatmen).

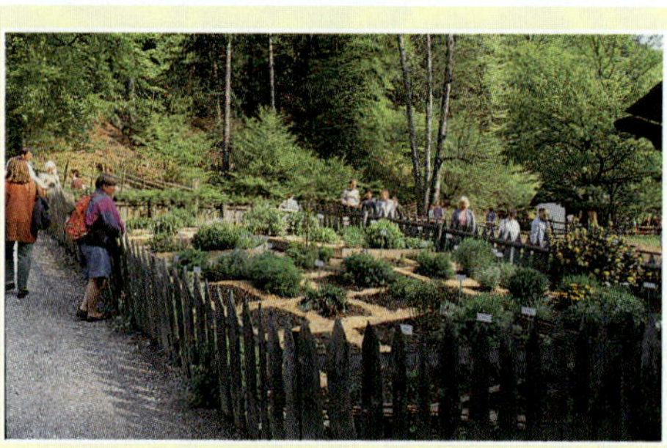

Freilichtmuseum Stübing, Lehrgarten

Die **SANIKEL** *(Sanicula europaea),* eine weitere Umbellifere, wurde von Hildegard ebenfalls aus der germanischen Volksmedizin übernommen.

Charakteristik: Ausdauerndes, bis 40 cm hohes immergrünes Kraut mit an Hahnenfußblätter erinnernden Blättern (Verwechslungsgefahr!). Blüten sehr klein, weiß oder rötlich, in zusammengesetzter Dolde, Blütezeit: Mai/Juli. Vorkommen: in Laub- und Laubmischwäldern.

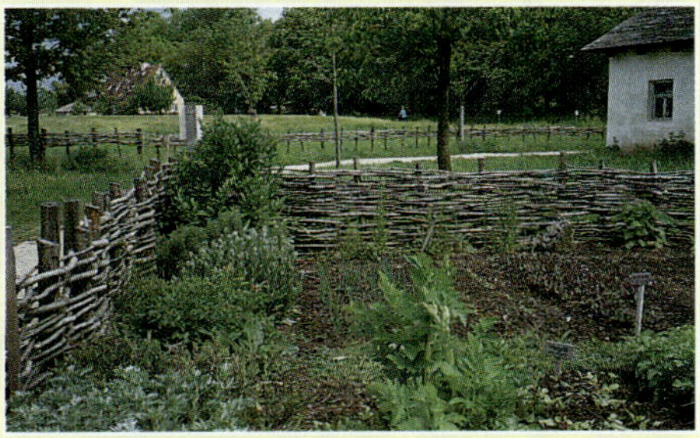

Flechtzaun

Verwendung: Sammelzeit Mai/Juni. Verwendet werden Kraut wie Wurzel bzw. Kraut mit Wurzel als Tee (2 gehäufte Teelöffel auf 1/4 l Wasser, 10 Min. ziehen lassen) gegen Magen-Darm-Beschwerden oder zum Spülen und Gurgeln bei Entzündungen des Mund- und Rachenraumes.

KLEINE BIBERNELLE

Bei den antiken Schriftstellern als Heilpflanze nicht eindeutig nachzuweisen ist die **KLEINE BIBERNELLE** *(Pimpinella saxifraga),* die dann im Mittelalter eine bedeutende Rolle spielte und auch gegen die Pest eingesetzt wurde.

Charakteristik: Die zu den Doldenblütlern *(Umbelliferae)* gehörende Art ist eine 20–60 cm hohe Staude mit rundem Stengel und Fiederblättern. Die Blüten sind weiß und stehen in zusammengesetzten Dolden, Blütezeit: Juni bis Oktober. Sie wächst in Kalk- und Lehmgebieten der Ebene und der Gebirge, in den Alpen bis in 2.300 m Höhe.

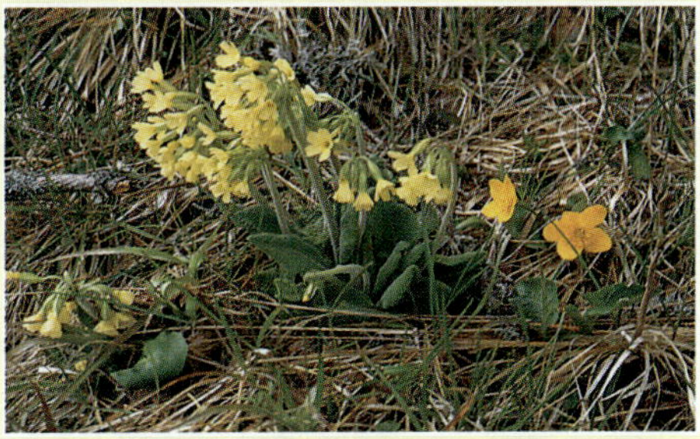

Schlüsselblume und Sumpfdotterblume

Verwendung: Heute dient die Wurzel als Tee oder Tinktur zur Behandlung von Bronchitis und Asthma. Pfarrer Kneipp verordnete sie bei Rheumatismus und Nierenentzündungen.

Erstmals bei Hildegard als Heilpflanze erwähnt ist die **SCHLÜSSELBLUME** *(Primula veris),* obwohl sie nicht nur bei uns, sondern auch im Mittelmeergebiet heimisch ist.

SCHLÜSSELBLUME

Charakteristik: Zu den *Primulaceae* gehörende, 10–20 cm hohe Staude mit runzeligen Blättern als Rosette. Blüten mit langem, glockenförmigem Kelch, tiefgelb, am Grunde mit 5 orangefarbenen Streifen, in gestielten Dolden. Blütezeit: April/Mai. Die Art steht unter Naturschutz.

Verwendung: Die Wurzel – und in der Volksmedizin auch die Blüten – finden als harntreibendes, krampflösendes, hustenstillendes und auswurfförderndes Mittel Verwendung, vor allem als Tee bei Husten, besonders bei chronischer Bronchitis älterer Menschen, die durch eine ungenügende Herzleistung mitbedingt ist. Im September werden die Wurzeln geerntet und im Schatten getrocknet. Man setzt 1/4 Teelöffel pro Tasse mit kaltem Wasser an, erhitzt zum Sieden, läßt 5 Min. stehen und seiht ab. Davon trinkt man 2–3 Tassen mit Honig oder Zucker gesüßt.

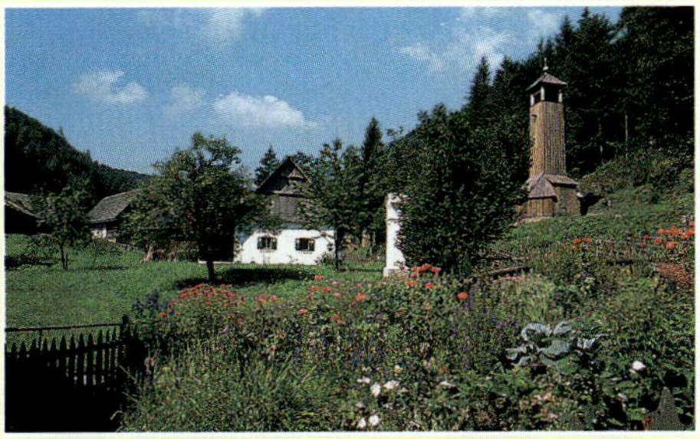

Freilichtmuseum Stübing, Bauerngarten

Ein ländlicher Nutzgarten im 15. Jahrhundert

Beschließen wir die Zeit des Mittelalters mit einem ländlichen Nutzgarten aus dem 15. Jahrhundert. Erst ganz am Ende dieses Jahrhunderts, 1492, stand die folgenschwere Entdeckung Amerikas, die in den nächsten Jahrhunderten den Pflanzenbestand europäischer Gärten zunehmend veränderte. In dem Garten, den wir jetzt vorstellen wollen, haben wir dagegen – letztmalig – noch keine einzige Pflanze aus der Neuen Welt.

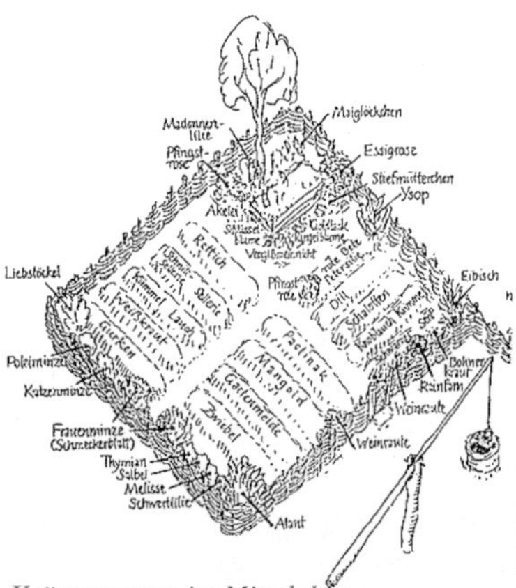

Kräutergarten im Mittelalter
(Freilichtmuseum Bad Windsheim)

Wer von der Landbevölkerung einen eigenen Garten besaß, nahm gern die Gepflogenheiten der wohlhabenderen Schichten zum Vorbild und war bestrebt, sich Elemente daraus anzueignen. Wir versuchen, einen Garten dieser Zeit entsprechend anzulegen. Er könnte ein von einem Flechtzaun umgebenes Rechteck sein, das von zwei sich kreuzenden Hauptwegen durchzogen wird. Treffen sich die Wege nicht im Zentrum, sondern nach einer Seite hin verschoben, dann entstehen zwei größere und zwei kleinere Abschnitte, die wir in die Beete unterteilen. Einer der beiden kleineren Abschnitte bekommt eine Rasenbank, wie sie in Burggärten üblich war: ein von Brettern eingefaßtes Hochbeet in Sitzhöhe, das mit Rasen belegt ist und als Sitzgelegenheit im Garten dient.

Ein Nutzgarten der damaligen Zeit enthielt in erster Linie Gemüse, Gewürze und Heilpflanzen. Entsprechend der Thematik unseres Buches müssen natürlich Gemüse und Gewürze, soweit sie nicht auch als heilkräftig angesehen werden können, hier fortbleiben. Wir bepflanzen den Garten mit einer Auswahl aus dem von den Klostergärten des Hochmittelalters her bekannten Arzneipflanzenbestand.

Die Pflanzliste könnte folgendermaßen ausgesehen haben

Allium cepa	Zwiebel
Allium sativum	Knoblauch
Althaea officinalis	Eibisch
Anethum graveolens	Dill
Apium graveolens	Sellerie
Aquilegia vulgaris	Akelei
Calendula officinalis	Ringelblume
Carum carvi	Kümmel
Chrysanthemum majus = *Tanacetum balsamita*	Balsamkraut
Cucumis sativus	Gurke
Hyssopus officinalis	Ysop
Inula helenium	Alant

Iris germanica	Deutsche Schwertlilie
Lavandula angustifolia	Lavendel
Levisticum officinale	Liebstöckel
Lilium candidum	Madonnenlilie
Melissa officinalis	Melisse
Mentha spicata var. *crispa*	Krause Minze
Nepeta cataria	Katzenminze
Paeonia officinalis	Pfingstrose
Primula veris	Schlüsselblume
Raphanus sativus	Rettich
Rosa gallica	Essigrose
Ruta graveolens	Raute
Salvia officinalis	Salbei
Satureja hortensis	Bohnenkraut
Thymus vulgaris	Thymian

In unserem Nutzgarten befinden sich zwei Heilpflanzen, die im Arzneischatz der damaligen Zeit noch ziemlich neu waren: die Pfingstrose und die Akelei.

PFINGSTROSE

Die aus Kleinasien und Südeuropa stammende **PFINGSTROSE** *(Paeonia officinalis)* wird in dem um 1435 erschienenen Kräuterbuch von Johannes Hartlieb als Mittel gegen Gicht angeführt, und über die Anwendung der Samen und der Wurzel lesen wir bei ihm: *„Des krautes sam sterket auch den magen und sein wurtz ist gut für dy gelsucht und öffnet der leber verstoppung."* Bei Hieronymus Bock wirken Same und Wurzel sogar gegen böse Gespenster. Dem Volksglauben nach nahmen Hexen die *Paeonie,* um gesund zu werden, und nicht, um Böses damit zu tun. Wenn Kinder die Samen, auf eine Schnur gezogen, um den Hals trugen, sollte dies das Zahnen erleichtern. Heute wird die Pfingstrose so gut wie nicht mehr medizinisch genutzt. Wildwachsende Pfingstrosen stehen in Südtirol und der Schweiz unter Naturschutz.

AKELEI

Die **AKELEI** *(Aquilegia vulgaris)* wurde Anfang des 15. Jahrhunderts eine bedeutende Blume in der christlichen Ikonographie. Wir finden sie als Symbol des Heiligen Geistes, drei Blüten weisen auf die Dreifaltigkeit hin (Gemälde von etwa 1420 im Erfurter Dom), oder als Christussymbol auf dem Genter Altar der Brüder van Eyck von 1426/32. Diese Bedeutung mag auch ihre Aufnahme in den Arzneigarten gefördert haben, denn geistliches und weltliches Heil hingen eng zusammen.

Charakteristik: *Aquilegia* gehört zu den Hahnenfußgewächsen *(Ranunculaceae)* und kommt in lichten Wäldern und auf Wiesen vor. Die Blüten sind langgestielt, nickend, lila, Blütezeit: Mai bis Juli. Es gibt zahlreiche verschiedenfarbig blühende Kulturformen. Die Wildart steht unter Naturschutz.

Verwendung: Die frische Pflanze und die Samen wurden bei Mund- und Zahnfleischentzündungen, als schweißtreibendes Mittel und bei Gelbsucht verwendet; heute wird die Pflanze medizinisch so gut wie nicht mehr genutzt.

Ein Garten des Großen Kurfürsten

Wollen wir Gartenpflanzen des 17. Jahrhunderts in unseren Arzneigarten setzen, dann empfiehlt sich als Grundlage das 1663 erschienene Buch des Dr. Johann Sigismund Elßholz, betitelt „Flora Marchica“ (Flora der Mark [Brandenburg]). Denn Elßholz, seines Zeichens Hofmedicus des Kurfürsten Friedrich Wilhelm von Brandenburg (bekannt als der Große Kurfürst) und seit 1657 Aufseher über dessen Gärten, erfaßt in seiner „Flora“ nicht nur die in der Mark Brandenburg wildwachsenden Pflanzen, sondern nimmt auch – besonders gekennzeichnet – diejenigen Gewächse hinzu, die in den kurfürstlichen Gärten von Berlin, Potsdam und Oranienburg angepflanzt waren.
Wie ein solcher Garten im Einzelnen ausgesehen hat, wissen wir nicht, da wir keine Detailpläne besitzen. Dem Geiste der Zeit entsprechend können wir eine quadratische Anlage annehmen, die durch Hauptwege in vier Quadranten unterteilt wurde, die jeweils aus einer Reihe von Beeten bestanden. Die Einfassung mit Liguster-Hecken *(Ligustrum vulgare)* und die Abgrenzung kleinerer Bereiche mit Buchsbaum *(Buxus sempervirens)* sind dagegen von den kurfürstlichen Gärten überliefert. Kübelpflanzen, die nur den Sommer im Freien verbringen können, standen vermutlich auf einem besonderen Platz außerhalb des Quadrats.
Aus den Gartenpflanzen der Elßholzschen „Flora“ haben wir eine Reihe von Pflanzen ausgewählt, die hauptsächlich oder auch erst in zweiter Linie medizinisch genutzt wurden. Wir nennen stets den von Elßholz angegebenen wissenschaftlichen und deutschen Namen sowie darunter (in fetter Schrift) die heutige botanische und deutsche Bezeichnung.

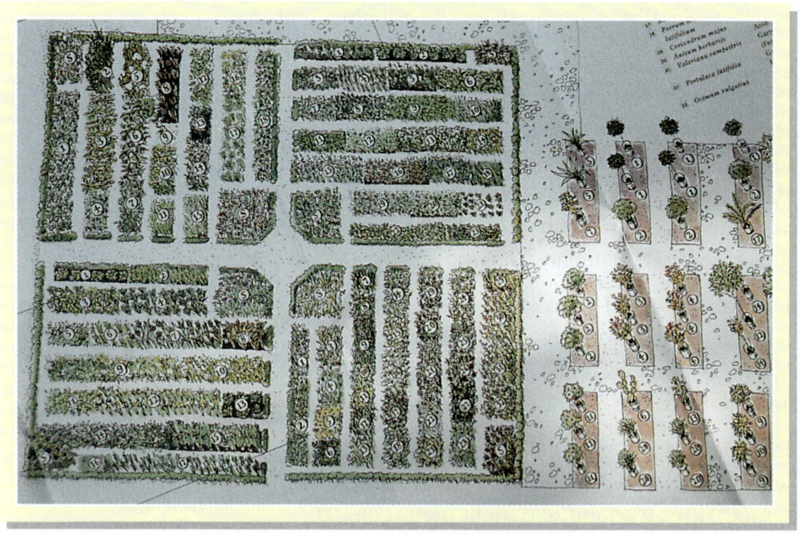

Plan des „Kurfürstengartens“ im Botanischen Garten Berlin-Dahlem

Auf die reinen Heilpflanzenbeete setzen wir

Lavandula angustifolia	Lavendel
> *Lavandula angustifolia*	**> Lavendel**
Melissa hortensis	Melisse
> *Melissa officinalis*	**> Melisse**
Solanum vesicarium	Judenkirschen
> *Physalis alkekengi*	**> Judenkirsche**
Foeniculum vulg. Germanicum	Fenchel
> *Foeniculum vulgare*	**> Fenchel**
Chelidonium majus	Groß-Schellkraut
> *Chelidonium majus*	**> Schöllkraut**
Horminum Sclarea dictum	Gemeine Scharley
> *Salvia sclarea*	**> Muskatellersalbei**
Scilla vulgaris	Meerzwiebel
> *Urginea maritima*	**† > Meerzwiebel**
Hyssopus officinarum caerulea	Blawer Isop
> *Hyssopus officinalis*	**> Ysop**
Abrotanum campestre	Wilde Stabwurz
> *Artemisia abrotanum*	**> Eberraute**
Vitex folijs angustioribus	Keuschbaum
> *Vitex agnus-castus*	**> Mönchspfeffer**
Artemisia vulgaris major	Grosser Beyfuß
> *Artemisia vulgaris*	**> Beifuß**
Acorus verus	Calmus
> *Acorus calamus*	**> Kalmus**
Aristolochia Clematitis recta	Steigende Osterluzie
> *Aristolochia clematitis*	**> Osterluzei**
Chamaemelum nobile	Römische Kamillen
> *Chamaemelum nobile*	**> Römische Kamille**
Valeriana hortensis	Garten Baldrian
> *Valeriana officinalis*	**> Baldrian**
Angelica sativa	Angelicke
> *Angelica archangelica*	**> Engelwurz**
Aconitum caeruleum	Eisenhütlein
> *Aconitum napellus*	**† > Eisenhut**
Bugloßum latifolium	Borrage
> *Borago officinalis*	**> Borretsch**
Carduus albis maculis	Mariendistel
> *Silybum marianum*	**> Mariendistel**
Althaea Dioscoridis	Gemeine Ibisch
> *Althaea officinalis*	**> Eibisch**
Helenium vulgare	Aland
> *Inula helenium*	**> Alant**

Absinthium Ponticum	Römisch Wermuth
> ***Artemisia absinthium***	> **Wermut**
Hesperis hortensis	Abendviolen
> ***Hesperis matronalis***	> **Nachtviole**
Mentha rotundifolia crispa	Krause Münze
> ***Mentha spicata* var. *crispa***	> **Krause Minze**
Solanum pomo spinoso	Stramonie mit stachlichten äpffeln
> ***Datura stramonium***	† > **Stechapfel**
Ricinus vulgaris	Wunderbaum
> ***Ricinus communis***	> **Rizinus**
Cichorium sativum	Garten Wegwart
> ***Cichorium intybus***	> **Wegwarte**
Ruta hortensis latifolia	Raute
> ***Ruta graveolens***	> **Raute**
Asphodelus albus non ramosus	Aphodil ohn äste
> ***Asphodelus albus***	> **Affodill**
Digitalis lutea	Gelb Fingerhut
> ***Digitalis lutea***	† > **Gelber Fingerhut**
Digitalis purpurea	Braun Fingerhut
> ***Digitalis purpurea***	† > **Roter Fingerhut**
Campanula folijs urticae	Rauhe Marjetten
> ***Campanula trachelium***	> **Nesselblättrige Glockenblume**

Wem diese Auswahl nicht genügt, für den seien noch heilkräftige Gewürz- und Gemüsepflanzen genannt

Cepa vulgaris	Zwiebel
> ***Allium cepa***	> **Zwiebel**
Porrum sectivum latifolium	Schnittlauch
> ***Allium schoenoprasum***	> **Schnittlauch**
Thymus vulgaris	Thymian
> ***Thymus vulgaris***	> **Thymian**
Salvia major	Grosse Salbey
> ***Salvia officinalis***	> **Salbei**
Saponaria major	Seiffkraut
> ***Saponaria officinalis***	> **Seifenkraut**
Satureja hortensis	Pfefferkraut
> ***Satureja hortensis***	> **Bohnenkraut**
Cuminum semine longiore	Kümmel
> ***Carum carvi***	> **Kümmel**
Ligusticum vulgare	Liebstöckel
> ***Levisticum officinale***	> **Liebstöckel**
Majorana vulgaris	Majoran
> ***Origanum majorana***	> **Majoran**

Rosmarinus hortensis	Roßmarin
> ***Rosmarinus officinalis***	> **Rosmarin**
Coriandrum majus	Coriander
> ***Coriandrum sativum***	> **Koriander**
Anisum herbarijs	Anißẞ
> ***Pimpinella anisum***	> **Anis**
Ocimum vulgatius	Gemeine Basilge
> ***Ocimum basilicum***	> **Basilikum**
Cucurbita major rotunda	Grosser runter Kürbis
> ***Cucurbita pepo***	> **Kürbis**
Melo vulgaris	Melone
> ***Cucumis melo***	> **Melone**
Apium hortense latifolium	Seleri
> ***Apium graveolens***	> **Sellerie**
Linum sativum	Flachs
> ***Linum usitatissimum***	> **Lein**
Rubia tinctorum	Ferberröhte
> ***Rubia tinctorum***	> **Krapp**
Lupulus faemina	Wilder Hopffe
> ***Humulus lupulus***	> **Hopfen**
Glycyrrhiza siliquosa	Süßholz
> ***Glycyrrhiza glabra***	> **Süßholz**

Der Große Kurfürst war bestimmt nicht abgeneigt, Pflanzen aus der Neuen Welt in seine Gärten aufzunehmen; so wissen wir aus der Elßholzschen „Flora", daß dort z.B. Kartoffeln und Tomaten standen, erstere ausdrücklich zum Essen (wie der Elßholzsche Name *Solanum tuberosum esculentum* – Holländische Tartuffeln – besagt), letztere (als *Solanum pomiferum molli* – Weiche Tolläpffel bezeichnet) dagegen als Zierpflanzen. In unserer Auswahl heilkräftiger Pflanzen befindet sich nur ein Amerikaner: der Kürbis.

† FINGERHUT

Erstaunlich erscheint auf den ersten Blick, daß zwei *Digitalis*-Arten, der Rote und der Gelbe Fingerhut, in den kurfürstlichen Gärten standen, obwohl doch die bahnbrechende Arbeit von Withering über den **† FINGERHUT** erst 1785, also über hundert Jahre nach der „Flora" von Elßholz, erschien (siehe S. 115). Schon 1542 hat aber Leonhart Fuchs in seinem berühmten „Neuen Kräuterbuch" den Fingerhut ausführlich beschrieben. In diesem Buch, das in Basel zunächst lateinisch und 1543 deutsch erschien, empfiehlt er die Pflanze bei Epilepsie, Wassersucht, Wunden, Geschwüren und Schwindsucht. Wir finden hier also bereits die Indikation „Wassersucht" (die auf eine ungenügende Herzleistung zurückgeht) genannt. Es ist Fuchs auch schon zu entnehmen, was danach lange Zeit vergessen war, daß Digitalis eine günstige Wirkung auf die Wundheilung hat. Elßholz, der Leibarzt des Großen Kurfürsten, war also durchaus auf der Höhe der Zeit.

OSTERLUZEI

Eine Bemerkung müssen wir noch zur **OSTERLUZEI** *(Aristolochia clematitis)* machen. In der traditionellen chinesischen Medizin wird unter „mu tong" außer anderen Pflanzenarten gelegentlich auch die Osterluzei verstanden. Die darin enthaltene Aristolochiasäure ist aber nierenschädigend und möglicherweise krebserregend. Arzneimittel aus der Osterluzei sind deshalb (außer in der Homöopathie) in Deutschland verboten!

Ein Apothekergarten aus dem 18. Jahrhundert

Durch sein berühmtes Medizinaledikt hatte Kaiser Friedrich II. im Jahre 1240 die Tätigkeiten der Ärzte und Apotheker streng voneinander getrennt und damit die eigentliche Grundlage für den Apothekerstand gelegt. Mit dem Aufblühen der Städte und vor allem nach der Reformation ging die soziale Aufgabe der Klöster zum großen Teil auf weltliche Einrichtungen über. In dieser Zeit hatten sich auch die Apotheken gewandelt. Aus Feinkostläden, die über den Fernhandel Gewürze, Zucker und Wein bereithielten, waren sie zu dem geworden, was wir heute darunter verstehen. Jetzt begannen die Apotheken in den Städten auch Kräutergärten anzulegen.

Wie eine Apotheke damals zu führen war, zeigen uns Verpflichtungserklärungen, die der Apotheker gegenüber der Obrigkeit oder der von ihr eingesetzten Ärztekommission abgeben mußte.

1440 hatte der neue Besitzer der Löwen-Apotheke zu Rothenburg ob der Tauber die Verpflichtung beschworen, eine vollständige Apotheke zu schaffen, daraus nur bewährte und frische Arzneimittel abzugeben, sich für seine Bemühungen mit Rat und Tat bescheiden bezahlen zu lassen und sich bei Streitigkeiten dem Schiedsspruch des Stadtrates zu fügen.

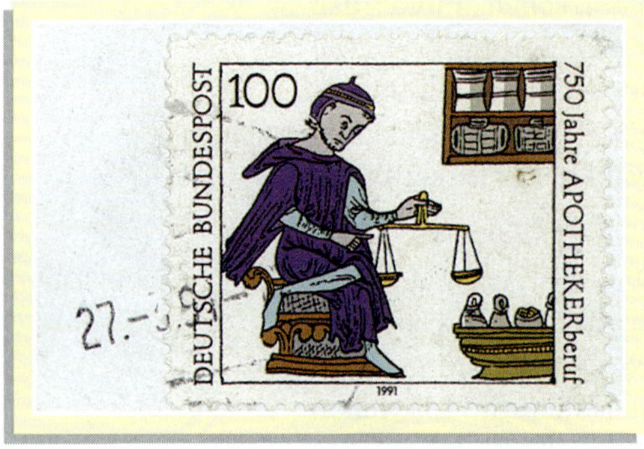

Deutlicher wurde man in Berlin. Der Apotheker der dortigen Kurfürstlichen Apotheke mußte sich 1520 mit einem Eid zu folgendem verpflichten: Alle Arzneien sollen in ihrer Qualität dem entsprechen, was die Doktoren in den Lehrbüchern fordern. Überalterte, veränderte oder verdorbene Materialien dürfen weder verkauft noch für die Herstellung zusammengesetzter Heilmittel verwendet werden. Die Rezepturen sind gemäß ärztlicher Vorschrift zuzubereiten, ohne Rücksicht auf die gesellschaftliche Stellung des Patienten; sie dürfen ohne Zustimmung des Arztes nicht verändert werden. Abführmittel, giftige Stoffe und solche, die als Abtreibungsmittel benutzt werden können oder andere Gefahren bergen, dürfen ohne Zustimmung eines Arztes nicht an unbekannte oder verdächtige Personen abgegeben werden. Schließlich wurde der Apotheker verpflichtet, keine überhöhten Preise zu fordern, Untreue und gefährliches Verhalten der Ärzte dem Kurfürsten zu melden sowie Schaden von ihm und den Einwohnern abzuwenden.

Dem neuen Apotheker in Salzburg brachte man zwei Jahre später (1522) mehr Vertrauen entgegen. Man erließ ihm sogar die für die Verleihung des Bürgerrechts zu zahlende Gebühr und forderte von ihm nur, daß er sich *„gebührlich“* verhalten solle *„mit Verkauf der Simplicien oder Materialien“*.

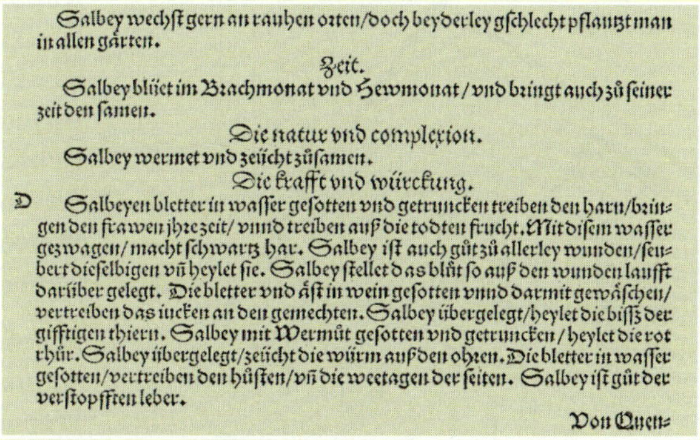

Salbey wechſt gern an rauhen orten/doch beyderley gſchlecht pflantzt man in allen gärten.

Zeit.

Salbey blüet im Brachmonat vnd Hewmonat/vnd bringt auch zů ſeiner zeit den ſamen.

Die natur vnd complexion.

Salbey wermet vnd zeücht zůſamen.

Die krafft vnd würckung.

D Salbeyen bletter in waſſer geſotten vnd getruncken treiben den harn/bringen den frawen jhre zeit/ vnnd treiben auß die todten frucht. Mit diſem waſſer gezwagen/ macht ſchwartz har. Salbey iſt auch gůt zů allerley wunden/ſeubert dieſelbigen vñ heylet ſie. Salbey ſtellet das blůt ſo auß den wunden laufft darüber gelegt. Die bletter vnd äſt in wein geſotten vnnd darmit gewäſchen/ vertreiben das iucken an den gemechten. Salbey übergelegt/heylet die biſſz der gifftigen thiern. Salbey mit Wermůt geſotten vnd getruncken / heylet die rot rhür. Salbey übergelegt/zeücht die würm auß den ohren. Die bletter in waſſer geſotten/vertreiben den hůſten/vñ die weetagen der ſeiten. Salbey iſt gůt der verſtopfften leber.

Von Quen=

Beschreibung des Salbeis in einem alten Kräuterbuch

Die Apothekerordnung von Steyr, die auch in Linz galt und jenen im übrigen Reichsgebiet ähnelte, formuliert die Anforderungen 1583 kurz zusammengefaßt so: Jeder Apotheker solle gegenüber dem Collegium medicum beeiden, daß er der Obrigkeit Respekt und Gehorsam leisten wolle, jederzeit frische, *„gerechte“* und gute Materialien in seiner Apotheke bereithalten, ohne Vorwissen der Ärzte keine Arzneien und *„Venerosa“* verabreichen werde und Gerechtigkeit in seiner Kunst gegenüber arm und reich walten lassen wolle. Juden waren zum Apothekerberuf nicht zugelassen.

Im 16. Jahrhundert gab es in fast jeder größeren Stadt eine Apotheke, in bedeutenden Städten sogar mehrere. In der Grazer Altstadt finden wir noch heute drei Apotheken aus dieser Zeit: die Adler-Apotheke von 1535, die Hirschen-Apotheke, gegründet 1564 als Hofapotheke Erzherzog Karls II. von Innerösterreich, und die Landschafts-Apotheke seit 1570. Linz hatte zumindest 1552 bereits zwei Apotheken. Und es gab auch in späterer Zeit genug zu tun. 1830 standen dem Apotheker der Grazer Hirschen-Apotheke drei Gehilfen und zwei Lehrlinge zur Seite.

Die meisten und wichtigsten Heilmittel stammten nach wie vor von Pflanzen, und wie einst im Klostergarten wurden sie nun im Garten der Apotheke gezogen. Bis weit ins 19. Jahrhundert hinein gab es Apothekergärten. Handelsbetriebe, in denen Arzneipflanzen erwerbsmäßig angebaut und vertrieben wurden, sind vermutlich erst sehr spät entstanden, als es ein entwickelter Handelsverkehr möglich machte, ein größeres Gebiet mit frischer Ware zu versorgen.

Wir stellen einen Apothekergarten aus dem 18. Jahrhundert vor. Hier finden wir die Arzneipflanzenkunde auf einem Höhepunkt, bevor im 19. Jahrhundert mit Friedrich Wöhlers Harnstoffsynthese 1828 das Zeitalter der synthetischen Arzneimittel anbricht. Der Pflanzenbestand ist deshalb recht hoch.

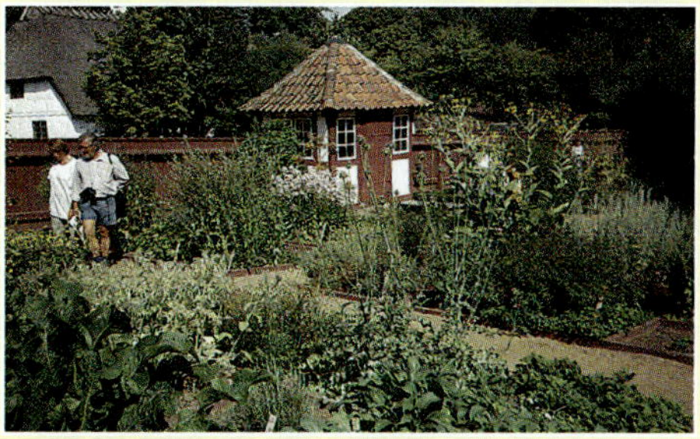

Apothekergarten „Den gamle By“

Der **APOTHEKERGARTEN** im Kleinstadtmuseum **„DEN GAMLE BY“** in Århus (Dänemark) enthält die folgenden 91 Heilpflanzen:

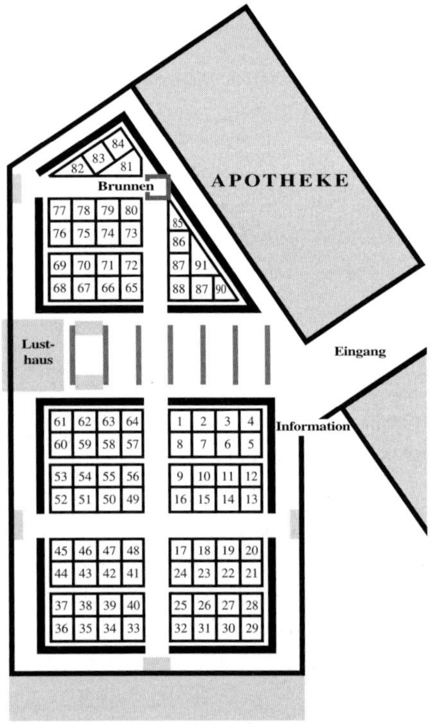

Plan des Apothekergartens „Den gamle By"

1		**Raute**	*Ruta graveolens*
2		**Löffelkraut**	*Cochlearia officinalis*
3		**Eisenkraut**	*Verbena officinalis*
4		**Bittersüß**	*Solanum dulcamara*
5		**Echte Kamille**	*Matricaria recutita*
6	†	**Bilsenkraut**	*Hyoscyamus niger*
7		**Benediktenkraut**	*Cnicus benedictus*
8		**Leberblümchen**	*Hepatica nobilis*
9		**Rainfarn**	*Chrysanthemum vulgare*
10		**Alant**	*Inula helenium*
11		**Wermut**	*Artemisia absinthium*
12		**Melisse**	*Melissa officinalis*
13		**Schöllkraut**	*Chelidonium majus*
14		**Pfefferminze**	*Mentha x piperita*
15		**Beinwell**	*Symphytum officinale*
16		**Eberraute**	*Artemisia abrotanum*
17		**Gänsefingerkraut**	*Potentilla anserina*
18		**Kleiner Wiesenknopf**	*Sanguisorba minor*
19		**Mariendistel**	*Silybum marianum*
20		**Mutterkraut**	*Chrysanthemum parthenium*
21		**Hundszunge**	*Cynoglossum officinale*
22		**Rosmarin**	*Rosmarinus officinalis*
23		**Borretsch**	*Borago officinalis*
24		**Kleine Bibernelle**	*Pimpinella saxifraga*
25		**Thymian**	*Thymus vulgaris*
26		**Wilde Malve**	*Malva sylvestris*
27		**Meerrettich**	*Armoracia rusticana*
28		**Krapp**	*Rubia tinctorum*
29	†	**Rote Zaunrübe**	*Bryonia dioica*
30		**Kleinblütige Königskerze**	*Verbascum thapsus*
31	†	**Herbstzeitlose**	*Colchicum autumnale*
32		**Wacholder**	*Juniperus communis*
33		**Basilikum**	*Ocimum basilicum*
34		**Lein**	*Linum usitatissimum*
35		**Labkraut**	*Galium verum*
36		**Waldrebe**	*Clematis vitalba*
37	†	**Maiglöckchen**	*Convallaria majalis*
38		**Pfingstrose**	*Paeonia officinalis*
39		**Eibisch**	*Althaea officinalis*

40		**Kleines Immergrün**	*Vinca minor*
41		**Diptam**	*Dictamnus albus*
42		**Salbei**	*Salvia officinalis*
43		**Gelber Enzian**	*Gentiana lutea*
44	†	**Stechapfel**	*Datura stramonium*
45		**Goldrute**	*Solidago virgaurea*
46		**Teufelsabbiß**	*Succisa pratensis*
47		**Ringelblume**	*Calendula officinalis*
48		**Hasenklee**	*Trifolium arvense*
49		**Wegwarte**	*Cichorium intybus*
50		**Meisterwurz**	*Peucedanum ostruthium*
51		**Herzgespann**	*Leonurus cardiaca*
52		**Steinklee**	*Melilotus officinalis*
53		**Andorn**	*Marrubium vulgare*
54		**Lavendel**	*Lavandula angustifolia*
55		**Beifuß**	*Artemisia vulgaris*
56		**Aronstab**	*Arum maculatum*
57		**Koriander**	*Coriandrum sativum*
58		**Seifenkraut**	*Saponaria officinalis*
59		**Echter Ziest**	*Stachys officinalis*
60		**Wohlriechendes Veilchen**	*Viola odorata*
61		**Hopfen**	*Humulus lupulus*
62		**Engelwurz**	*Angelica archangelica*
63		**Akelei**	*Aquilegia vulgaris*
64		**Lungenkraut**	*Pulmonaria officinalis*
65		**Christrose**	*Helleborus niger*
66		**Odermennig**	*Agrimonia eupatoria*
67		**Schottische Mutterwurz**	*Ligusticum scoticum*
68	†	**Seidelbast**	*Daphne mezereum*
69		**Große Brennessel**	*Urtica dioica*
70	†	**Tollkirsche**	*Atropa bella-donna*
71		**Großer Wiesenknopf**	*Sanguisorba officinalis*
72		**Dost**	*Origanum vulgare*
73	†	**Schwalbenwurz**	*Vincetoxicum hirundinaria*
74		**Ysop**	*Hyssopus officinalis*
75		**Liebstöckel**	*Levisticum officinale*
76		**Schlafmohn**	*Papaver somniferum*
77		**Mistel**	*Viscum album*

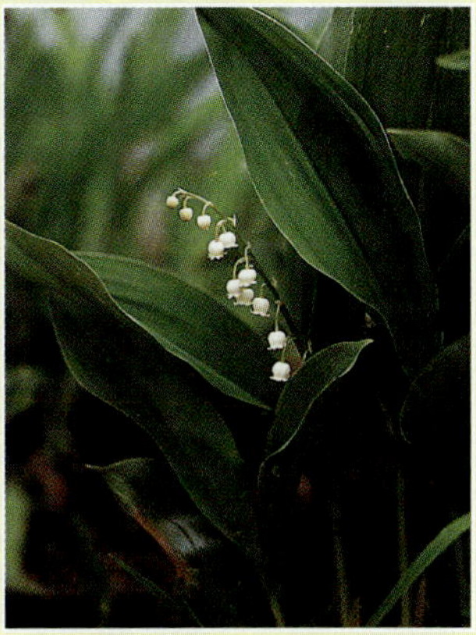
Maiglöckchen

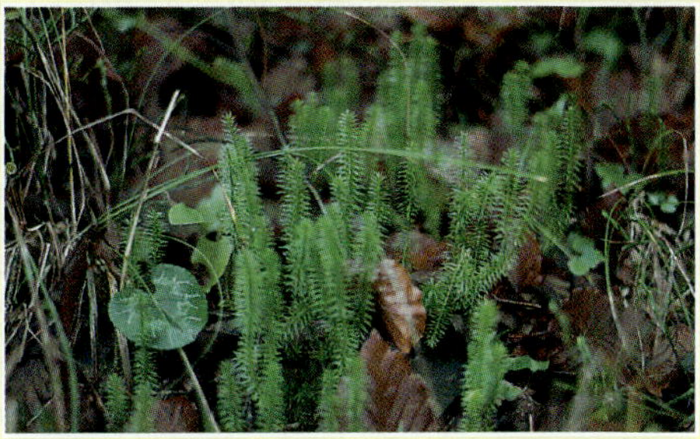
Keulenbärlapp

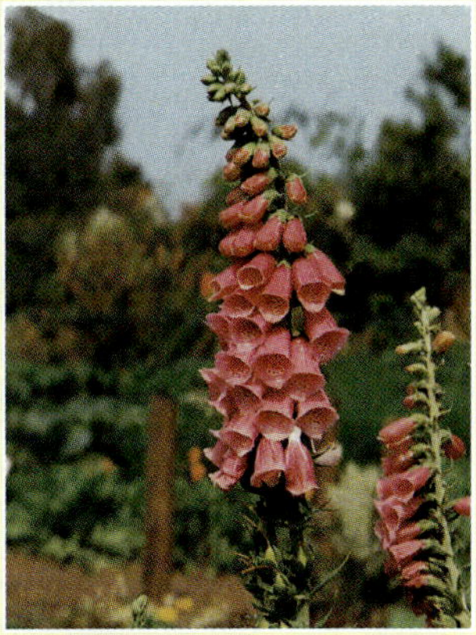
Roter Fingerhut

78	**Schafgarbe**	*Achillea millefolium*
79	**Baldrian**	*Valeriana officinalis*
80	**Judenkirsche**	*Physalis alkekengi*
81	**Kalmus**	*Acorus calamus*
82	**Wilde Karde**	*Dipsacus sylvestris*
83	† **Roter Fingerhut**	*Digitalis purpurea*
84	**Holunder**	*Sambucus nigra*
85	**Keulenbärlapp**	*Lycopodium clavatum*
86	**Wurmfarn**	*Dryopteris filix-mas*
87	**Waldmeister**	*Galium odoratum*
88	**Nelkenwurz**	*Geum urbanum*
89	† **Alraune**	*Mandragora officinarum*
90	**Knoblauch**	*Allium sativum*
91	**Südchinesischer Rhabarber**	*Rheum officinale*

Hier ist es an der Zeit, daß wir uns mit **TÖDLICH GIFTIGEN PFLANZEN** beschäftigen, die aber in der Hand des Arztes segensreich sind und bis heute ihre Bedeutung behalten haben, zumal die wirksamen Inhaltsstoffe nun in Reinform standardisiert und daher genau dosierbar angewendet werden können. Eine Selbstmedikation kommt jedoch bei all diesen Pflanzen wegen ihrer außerordentlichen Giftigkeit nicht in Frage.

MAIGLÖCKCHEN

Eine der herzwirksamen Giftpflanzen ist das † **MAIGLÖCKCHEN**, das schon in unserem Nutzgarten des 15. Jahrhunderts steht und bereits auf S. 26 besprochen wurde. Andere hierher gehörende Pflanzen sind die im Kurfürstengarten erwähnten *Digitalis-Arten.* Im Apothekergarten steht *Digitalis purpurea,* der † **ROTE FINGERHUT.**

ROTER FINGERHUT

Charakteristik: Der Rote Fingerhut ist ein zweijähriges Kraut oder eine Staude von 60–120 cm Höhe, die im ersten Jahr eine sich an den Boden anlegende Blattrosette entwickelt, welche auch im Winter grün bleibt. Im zweiten Jahr wird dann der beblätterte, blütentragende Stengel ausgebildet. Die allgemein bekannten „fingerhutförmigen" Blüten sind bei dieser Art purpurrot (selten weißlich) und innen gefleckt und stehen – auch das formt ihr charakteristisches Bild – in einseitswendigen Trauben. Vorkommen: Wir finden die Art in Westeuropa, dem westlichen Mitteleuropa und dem westlichen Mittelmeergebiet in lichten Wäldern, auf Kahlschlägen oder Windbrüchen auf nährstoffreichen, kalkarmen Lehmböden. In der Natur und erst recht in Gärten kommt es häufig zu Bastardierungen mit anderen Fingerhut-Arten. Blütezeit ist Juni bis August.

Verwendung: Die Wirkstoffe werden aus den Blättern gewonnen. Erntezeit der Blätter ist im ersten Jahr Spätsommer bis Herbst, im zweiten Jahr vor der Blüte. Die Blätter müssen möglichst rasch getrocknet werden, da die herzwirksamen Glykoside durch Fermentation außerordentlich schnell abgebaut werden. Diese Glykoside verbessern die Herzleistung, verlangsamen dabei aber eher die

Schlagfolge des Herzens, so daß das Herz ökonomischer arbeitet. Auf diese Eigenschaften der Pflanze, die zwar nicht ganz unbekannt waren (siehe S. 109), hat der englische Arzt William Withering 1785 eindringlich hingewiesen. Er veröffentlichte einen Erfahrungsbericht mit zahlreichen Fallstudien unter dem Titel „An account of the Foxglove, and some of its medical uses: with practical remarks on dropsy, and other diseases", der bereits ein Jahr später in deutscher Übersetzung erschien als „D. Wilhelm Witherings Abhandlung vom rothen Fingerhut und dessen Anwendung in der praktischen Heilkunde vorzüglich bey der Wassersucht und einigen andern Krankheiten". Withering arbeitete damals mit dem Roten Fingerhut; die pharmazeutische Industrie benutzt heute vornehmlich den ergiebigeren † **WOLLIGEN FINGERHUT** *(Digitalis lanata).*

† WOLLIGER FINGERHUT

Eine bedeutende Arzneipflanze ist immer noch der **SCHLAFMOHN** *(Papaver somniferum),* der in der christlichen Ikonographie Schlaf und Tod symbolisiert. Er ist eine alte Kulturpflanze, die wir schon aus der Jungsteinzeit kennen. In den Pfahlbau- und Moorsiedlungen am Bodensee und in Bad Buchau (Oberschwaben) wurden Mohnsamen gefunden. Wir können aber annehmen, daß sie hier als Nahrungsmittel dienten. Die Pflanze ist auch im St. Galler Klosterplan im Gemüsegarten eingetragen. Wie sie im „Capitulare" aufzufassen ist, wissen wir nicht; wir haben sie in unserem Capitulare-Garten zu den Heilpflanzen gesetzt. Bei Walahfried Strabo ist sie als Heilpflanze aufgeführt.

SCHLAFMOHN

Charakteristik: Der Schlafmohn ist ein 30–150 cm hohes einjähriges Kraut mit länglich-eiförmigen, unregelmäßig tief gezähnten Blättern, deren obere den Stengel umfassen. Die Blüten sind violett bis weiß mit dunklem Fleck am Grunde, Blütezeit ist Juni bis August. Die Art kommt wild nicht vor, verwildert in Schuttunkrautgesellschaften.

Verwendung: Schon bei Theophrast (3. Jh. v. Chr.) finden wir Berichte über die wichtigsten Eigenschaften des Saftes aus den unreifen Mohnkapseln und die Gewinnung des Opiums. Der Milchsaft diente als schmerzstillendes Mittel, aber zumindest die Ärzte des Mittelalters kannten die damit verbundenen Gefahren. Sie wendeten Schlafschwämme an, die mit dem Mohnsaft und Säften aus Nachtschattengewächsen getränkt waren und den Kranken vor der Operation vor Mund und Nase gehalten wurden, um sie zum Einschlafen zu bringen. Heute benutzt man das aus dem Opium isolierte Alkaloid Morphin als eines der spezifischsten und stärksten Schmerzmittel, das direkt auf das Zentralnervensystem wirkt, und zwar nicht nur schmerzstillend, sondern auch schlafördernd und leider auch suchterzeugend. Der Einsatz von Morphin bei extremen Schmerzzuständen ist dennoch bisher unentbehrlich, da es derzeit kein anderes Medikament ohne diese Nebenwirkungen gibt.

Die nächsten drei Pflanzen bilden eine gewisse Einheit: Sie gehören alle zur Familie der Nachtschattengewächse *(Solanaceae)* und bilden die gleichen Inhaltsstoffe Atropin, Scopolamin und Hyoscyamin. Wir sprechen von **TOLLKIRSCHE, STECHAPFEL** und **BILSENKRAUT.**

† Tollkirsche

Der botanische Gattungsname der † **Tollkirsche** *(Atropa bella-donna)* erinnert an Atropos („die Unabwendbare"), die Unerbittliche unter den drei griechischen Schicksalsgöttinnen, die immer bereit ist, den Lebensfaden durchzuschneiden; der deutsche Name Tollkirsche verweist auf die Halluzinationen erzeugende Wirkung der Pflanze.

Charakteristik: Die Tollkirsche ist eine 50–150 cm hohe Staude mit kräftigem, verzweigtem Stengel und breitlanzettlichen Blättern. Im Blütenbereich sind die Blätter gepaart, je ein kleines und ein größeres. Die Blüten sind glockenförmig, braunviolett, innen gelb mit purpurroten Adern (Blütezeit Juni/Juli), die Frucht ist eine kirschgroße glänzend schwarze Beere. Vorkommen: Das Verbreitungsgebiet der Tollkirsche erstreckt sich von West- und Südeuropa über Mitteleuropa, den Balkan, Kleinasien bis zum Iran und Nordafrika; die Pflanze wächst an Waldrändern und auf Kahlschlägen in der Ebene bis in mittlere Gebirgslagen, in den Alpen bis in 1.700 m.

† Stechapfel

Der † **Stechapfel** *(Datura stramonium)* stammt aus Mexiko und dem östlichen Nordamerika und siedelt in trockenen und warmen Gebieten der Ebene oder mittlerer Gebirgslagen auf nährstoffreichen Lehm- und Tonböden in Schuttunkrautfluren. Es ist ein 30–120 cm hohes einjähriges Kraut mit großen, buchtig gezähnten Blättern. Die Blüten sind trichterförmig und weiß, Blütezeit: Juni bis Oktober.

† Bilsenkraut

Die dritte Pflanze im Bunde ist das † **Bilsenkraut** *(Hyoscyamus niger),* wieder eine einheimische Pflanze. Es ist ein 20–80 cm hohes ein- oder zweijähriges Kraut mit gebuchteten Blättern. Die Blüten sind gelb mit violetten Adern und stehen in einseitswendigen beblätterten Ähren; Blütezeit: Juni bis September. Die ganze Pflanze ist klebrig-zottig behaart. Beheimatet ist sie in Europa, in der gemäßigten Klimazone Asiens und in Nordafrika; in Nordamerika und Australien wurde sie eingebürgert.

Verwendung der drei Arten: Durch die Inhaltsstoffe der drei genannten Pflanzen wird die Sekretion der Tränen-, Speichel-, Bronchial- und Schweißdrüsen eingeschränkt und Organe mit glatter Muskulatur, wie der Magen-Darm-Kanal, ruhiggestellt. Daher werden sie auch bei Bronchialasthma (Asthmazigaretten, Räucherpulver), spastischer Verstopfung und Zittern bei der Parkinson-Krankheit eingesetzt. Außerdem dient das Atropin dazu, die Pupillen für Augenuntersuchungen zu erweitern. Bei höheren Dosen Hyoscyamin kommt es durch Wirkung auf das Zentralnervensystem über Bewegungsdrang und Sinnestäuschungen zu tiefer Bewußtlosigkeit. Tollkirsche und Bilsenkraut gehörten mit anderen sehr giftigen Pflanzen zu den wichtigsten Bestandteilen der Hexensalbe, deren genaue Zusammensetzung natürlich geheim war. Wenn sich die Hexen damit den Körper oder zumindest die Achselhöhlen einrieben, konnten sie durch die Luft fliegen und am Hexensabbat teilnehmen. Es gilt als sicher, daß die Rauschwirkung dieser Pflanzen auch durch äußerliche Anwendung eintrat und den Frauen entsprechende Erlebnisse vorgaukelte.

Gewissermaßen als Nachtrag zu den drei eben behandelten Pflanzen soll noch die † **ALRAUNE** erwähnt werden. Sie ist ebenfalls ein Nachtschattengewächs und enthält die gleichen Inhaltsstoffe wie die drei zuvor genannten. Im Gegensatz zu ihnen ist sie aber ein Relikt aus alter Zeit, das gerade noch in die Pharmazie des 18. Jahrhunderts hineinragte, so daß ihr Linné noch den Namen *Mandragora officinarum* (die in den Offizinen [Herstellungs- und Verkaufsräume der Apotheken] gebrauchte *Mandragora*) geben konnte. Heute hat sie keine medizinische Bedeutung mehr.

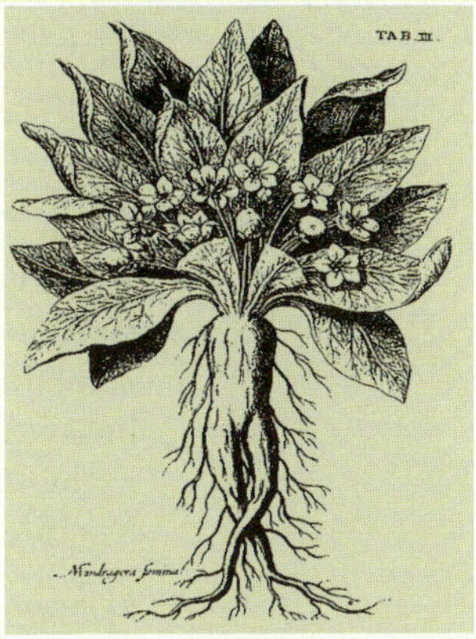

Alraune

Charakteristik: Die Alraune ist eine 10–20 cm große Staude mit einem dem Boden anliegenden Blattschopf und dicker, fleischiger, oft zweigeteilter Wurzel. Blüten grünlichweiß, 2,5 cm groß, Blütezeit Februar bis Mai. Die Früchte sind gelbe, kugelige Beeren. Die Art ist in Norditalien und Kroatien beheimatet.

Verwendung: Die Wurzel spielte im Altertum als Schmerz- und Schlafmittel eine gewisse Rolle und wurde auch bei Depressionen eingesetzt. Durch die Gestalt der Pflanze (Blattschopf, knollige, nach unten hin zweigeteilte Wurzel) erinnerte sie an eine menschliche Gestalt und wurde im Mittelalter als „Alraunmännle" und „Alraunfrau" gedeutet; man traute ihr daher übernatürliche Kräfte zu, sowohl im Guten wie im Bösen. Deshalb war es nötig, die Wurzel nach strengen Riten auszugraben. Das Bild vom Alraunmännle und der Alraunfrau ging durch alle Kräuterbücher des 15. und 16. Jahrhunderts. Kein Wunder, daß geschäftstüchtige Leute versucht haben, durch etwas Nachhelfen auch Wurzeln anderer Pflanzen so zu bearbeiten, daß sie wie die Alraunwurzel aussahen und sich entsprechend verkaufen ließen.

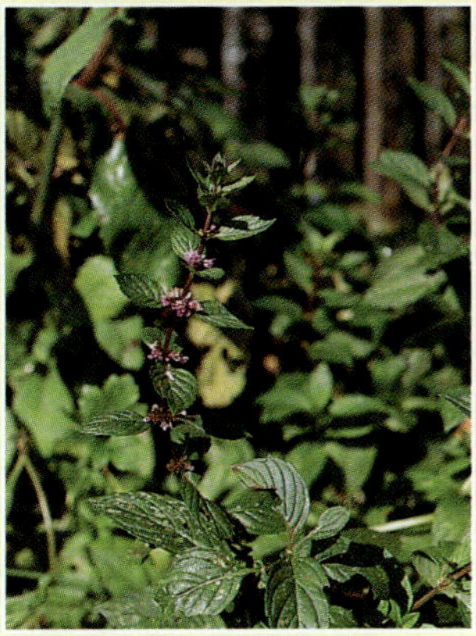

Pfefferminze

Als letzte Giftpflanze wollen wir noch die † **SCHWALBENWURZ** *(Vincetoxicum hirundinaria)* erwähnen, eine bis 1 m hohe Staude mit länglich-herzförmigen Blättern und unscheinbaren gelblichweißen Blüten (Blütezeit Mai bis August). Ihre Heimat ist fast ganz Europa, Nordafrika und Westasien bis in die mittelasiatischen Gebirge, wo sie auf Trockenwiesen und im Gebüsch vorkommt.

† SCHWALBENWURZ

Verwendung: Die Wurzel wurde früher zur Blutreinigung und gegen Schlangenbisse eingesetzt. Auf diese Indikation als angebliches „Gegengift" soll auch der botanische Name *Vincetoxicum* zurückgehen, lateinisch „vince toxicum" = „Besiege das Gift!". Die Anwendung der Pflanze ist heute nicht mehr zu empfehlen, da geringe Überdosierungen in Einzelfällen zu sehr schweren Vergiftungen führen können.

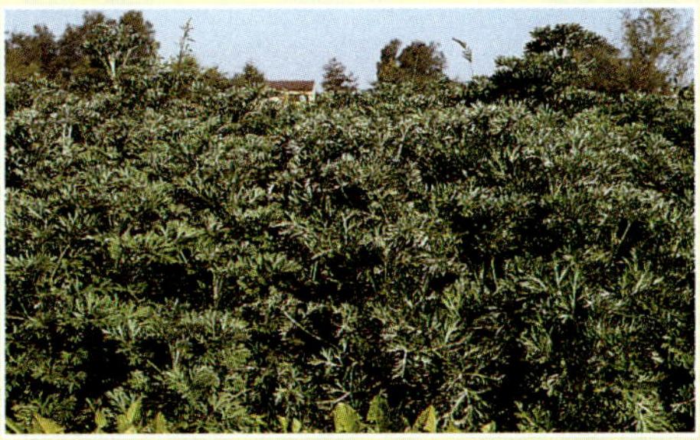

Wermut

PFEFFERMINZE

Außer von Giftpflanzen haben wir hier auch von einer wichtigen Heilpflanze zu reden, die den Ärzten damals erst seit kurzer Zeit zur Verfügung stand: wir meinen die noch heute viel gebrauchte **PFEFFERMINZE** *(Mentha x piperita).*

Die erste Beschreibung der Pflanze stammt von dem Engländer Ray (Raius), der sie 1696 in der „Synopsis stirpium Britannarum" (Übersicht über die Pflanzen Britanniens) veröffentlichte. Er berichtet, der englische Arzt Dr. Eaton aus Hertford habe diese Kulturform beobachtet, die als Bastard in einem Feld der Ährenminze *(Mentha spicata)* aufgetreten war. 1721 wurde die Pfefferminze im Arzneibuch der Stadt London genannt, etwa zur selben Zeit haben sie englische Ärzte in Deutschland eingeführt. Heute ist die Pfefferminze neben der Kamille die zur Selbstmedikation am meisten gebrauchte Arzneipflanze.

Verwendung: Man erntet die Blätter kurz vor der Blüte (Juni/Juli) oder im Herbst vor den ersten Nachtfrösten, trocknet sie sofort im Schatten, am besten bei 20–25° C, und bewahrt sie vor Feuchtigkeit und Licht geschützt in braunen Gläsern oder Dosen auf (keine Kunststoffdosen!). Medizinische Eigenschaften: krampflösend, blähungstreibend, Appetit und Gallenproduktion anregend. Gegen Magen-Darm-Beschwerden trinkt man vom Tee (2 Teelöffel/Tasse, 5–10 Min. ziehen lassen) 3–4 Tassen zwischen den Mahlzeiten. Pfefferminze ist zur Daueranwendung nicht geeignet, Pfefferminzöl oder Menthol darf bei Säuglingen oder Kleinkindern nicht angewandt werden, da es zum Atemstillstand kommen kann!

WERMUT

Eine altbekannte Heilpflanze ist dagegen der **WERMUT** *(Artemisia absinthium),* der schon in Walahfrieds Klostergarten stand. Auf dem Land mußte man ihn sich aber nicht in den Garten holen, da er in der freien Natur, an Wegrändern und auf Ödland, in genügender Menge zu finden war. Man schätzte ihn vor allem wegen seiner wohltuenden Wirkung auf Magen, Leber und Galle, wie Tabernaemontanus im 16. Jahrhundert drastisch zum Ausdruck bringt. Er schreibt, der Wermut wäre in *„warheit auch den zornigen und bösen gallsüchtigen weibern ein überauß gute Artzney / die jhren leib mit stätigem zörnen und überlauffener Gallen kräncken / vnd mancherley Krankheyt und Gefahr bringen / welche Mängel dann ohn sonderlichen grossen kosten leichtlich köndten gewendet / und hinweg genommen werden."*

Charakteristik: Wermut ist ein 50–120 cm hoher Halbstrauch, der in den gemäßigten Zonen Europas und Asiens von der Ebene bis in die Gebirge vorkommt, in den Alpen bis in 1.000 m Höhe. Er gehört zur Familie der Korbblütler *(Compositae).* Die gelben Blüten stehen in kleinen halbkugeligen Köpfchen in reichverzweigten Rispen, Blütezeit: Juli bis September. Von anderen *Artemisia*-Arten (Beifuß, Estragon, Eberraute) unterscheidet sich der Wermut durch seine dreifach-fiederteiligen Blätter und deren seidig-silbergraue Behaarung auf der Ober- und Unterseite.

Verwendung: Medizinisch genutzt werden die oberen Teile des Krautes, das zur Blütezeit geerntet und gebündelt an einem luftigen Ort zum Trocknen aufgehängt wird. Wermut wirkt hauptsächlich durch seine Bitterstoffe. Die Produktion von Magensaft und Galle wird gesteigert und die Gallenblase besser entleert. Dadurch ist Wermuttee vor allem bei Verdauungsbeschwerden, aber auch zur Appetitanregung angezeigt. Man trinkt vor dem Essen den ungesüßten (!) Tee, der aus höchstens 1 Teelöffel/Tasse bereitet wird. Andernfalls würde er zu bitter.

WACHOLDER

Juniperus communis – **WACHOLDER,** Machandelboom, Krammetsbeere und Kranewitt sind nur einige von vielen deutschen Volksnamen.

Charakteristik: Immergrüner, bis 12 m hoher Strauch oder Baum mit nadelförmigen Blättern. Blütenzapfen unscheinbar grünlichgelb, Blütezeit: April/Mai. Beeren schwarzbraun, bläulich bereift. Vorkommen: in der Ebene bis ins Gebirge, in den Alpen bis in 1.600 m Höhe. Wildwachsend steht der Wacholder in Deutschland und Österreich unter Naturschutz.

Verwendung: Der Wacholder wurde im Mittelalter durch arabische Ärzte in die Medizin eingeführt. Seine harntreibende Wirkung ist besonders bei Arthritis, Gicht und Rheumatismus von Bedeutung. Bei Nierenleiden dürfen Wacholderpräparate nicht angewendet werden. Wacholder desinfiziert die Atemwege und hilft bei Husten (auswurffördernd). Als Gewürz sind die Wacholderbeeren seit langem in Gebrauch, als Arzneimittel werden sie innerlich und äußerlich angewendet. Man erntet die Beeren im reifen Zustand, wenn sie eine blauschwarze Farbe haben, im September/Oktober.

KEULENBÄRLAPP

Jetzt soll noch eine Pflanze besprochen werden, die in mehrfacher Hinsicht von den bisherigen abweicht: der **KEULENBÄRLAPP** *(Lycopodium clavatum).* Er ist keine Blütenpflanze, sondern eine zu den Farnpflanzen zählende Sporenpflanze, und keine Medizin im üblichen Sinne.

Charakteristik: Der Keulenbärlapp ist eine 5–30 cm hohe Staude mit kriechenden, rundum beblätterten Trieben und bogig aufsteigenden Seitenzweigen. Die Blätter sind anliegend, schmal, mit weißer, haarförmiger Spitze. Die Ähren mit den Sporen stehen zu zweit oder dritt am Ende aufrechter, locker beblätterter Stengel (Sporenreife Juli/August). Man findet den Keulenbärlapp in den gemäßigten und kühlen Gebieten der Nordhalbkugel in Wäldern, Heiden und Magerrasen, besonders auf Silikatgestein. Die Art steht unter Naturschutz. Sie ist aber im Garten kaum zu kultivieren und wird nur ihrer Besonderheiten wegen erwähnt.

Verwendung: Seit dem 17. Jahrhundert verwendet man die Sporen als Puder zum Bestreuen von Wunden, sie dienen ferner als Conspergens (Streupulver) bei der Pillenherstellung.

Arzneipflanzen in heutiger Zeit

Früher waren Arzneipflanzen fast die einzigen zugänglichen Heilmittel. Dies änderte sich im 19. Jahrhundert mit der Herausbildung und dem ungeheuren Aufschwung der pharmazeutischen Chemie. Nun wurde es möglich, wirksame Pflanzeninhaltsstoffe zu isolieren, zu analysieren und schließlich zu synthetisieren. Danach ging die chemische Wissenschaft noch einen Schritt weiter. Man baute pflanzliche Inhaltsstoffe nicht nur aus billigeren Ausgangsstoffen in großtechnischem Maßstab künstlich nach, sondern veränderte sie mit dem Ziel, die erwünschten Wirkungen zu steigern und unerwünschte Nebenwirkungen zu unterdrücken. Jetzt wurden auch – teils nach dem Vorbild von Naturstoffen – vollkommen neue synthetische Medikamente geschaffen.

Die moderne Medizin richtet ihre Aufmerksamkeit aber wieder verstärkt auf Arzneipflanzen. Die Gesamtheit der Inhaltsstoffe einer Pflanze zeigt oft Wirkungen, die mit synthetischen Mitteln nicht erzielt werden können. Ihr Einsatzgebiet sind insbesondere leichte oder chronische Erkrankungen. Aber auch einzelne Pflanzeninhaltsstoffe werden immer häufiger zu Medikamenten verarbeitet. Im Gegensatz zu den Wirkstoffkomplexen nutzt man hier sehr spezifische, meist starke Wirkungen. Heute haben bedeutende Arzneimittelfirmen, die sich mit wichtigen Heilpflanzen befassen, für deren feldmäßigen Anbau eigene Plantagen. Sehr wichtige Pflanzen sind z.B. Fingerhut-(Digitalis-)Arten, die herzwirksame Glykoside enthalten und für die Behandlung von Herzkrankheiten bisher unentbehrlich sind.

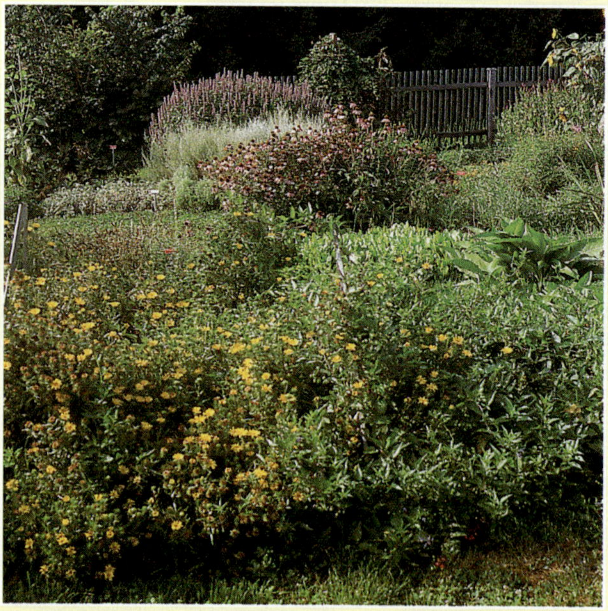

In unserem Buch haben wir Ihnen eine ganze Reihe von Heilpflanzen vorgestellt, die meist schon jahrhundertelang in Gebrauch sind. Einige von ihnen sollte man heute nicht mehr medizinisch verwenden, da es zuverlässiger wirkende oder den Körper weniger belastende Medikamente gibt (wir haben dies jeweils vermerkt). Mit vielen Pflanzen hat sich die Wissenschaft noch nicht eingehender beschäftigt; hier kann noch viel getan werden. Nicht wenige Heilpflanzen sind aber inzwischen gut erforscht. Von diesen haben wir diejenigen, die nach dem gegenwärtigen Wissensstand wirkungsvoll und ohne Beden-

Pflanzen zur Selbstbehandlung

	Erkrankungen im Mund- und Rachenraum	Erkrankungen der oberen Luftwege	Magen-Darm-Beschwerden	Erkankungen der Leber	Gallenwegsbeschwerden	Erkrankungen der Harnwege	Prostatabeschwerden	Herz- und Kreislaufstörungen	Schlaflosigkeit, Unruhe depressive Verstimmung	Infektabwehr	Wunden	Menstruation	Milchbildung, Abstillen
Alant		X											
Anis		X	X										
Baldrian									X				
Bärentraube						X							
Basilikum			X										X
Benediktenkraut			X										
Bohnenkraut			X										
Borretsch									X				
Eibisch	X	X	X										
Enzian, Gelber			X										
Erdrauch						X							
Fenchel		X	X										
Frauenmantel	X		X								X	X	
Goldrute						X							
Holunder		X											
Hopfen									X				
Johanniskraut									X				
Kamille	X	X	X								X	X	
Kamille, Römische			X								X	X	
Königskerze		X											
Kümmel			X										
Kürbis							X						
Lavendel									X				
Majoran		X	X								X		
Mariendistel				X									
Melisse			X					X	X			X	
Pfefferminze			X		X								
Ringelblume											X		
Salbei	X												X
Schlüsselblume		X											
Sonnenhut										X	X		
Tausendgüldenkraut			X										
Thymian		X	X										
Weidenröschen, Kleinbl.							X						
Weißdorn								X					
Wermut			X		X								
Ysop		X	X										

ken zur Selbstmedikation eingesetzt werden können, hier in einer tabellarischen Übersicht zusammengestellt. Näheres – auch eventuell doch nötige Warnhinweise – finden Sie bei den jeweiligen Pflanzen angegeben.
Die für den Laien häufigste Anwendungsart der Heilpflanzen ist wohl die Bereitung von Tee. Sofern nicht anders angegeben, soll man die Drogen mit kochendem Wasser übergießen, 10 Minuten ziehen lassen, dann abseihen und die genannte Zahl von Tassen am Tag trinken. Die entsprechenden Tees oder Fertigpräparate gibt es aber auch rezeptfrei in der Apotheke, und es ist manchmal besser, sie von dort zu beziehen, weil man dann die Gewähr hat, daß sie von wirkstoffreichen Sorten stammen und von der Ernte bis zur Abgabe fachmännisch behandelt worden sind. Man sollte allerdings dennoch stets im Auge behalten, daß erstens auch manche heilkräftige Kräutertees nicht ständig getrunken werden dürfen, da sie sonst gesundheitliche Schäden hervorrufen, und zweitens, daß man nach einigen Wochen, wenn keine Besserung eintritt, die selbst gestellte Diagnose vom Arzt absichern lassen sollte, um bei nicht vermuteten, eventuell ernsten Erkrankungen keine Heilungschance zu versäumen.

Beispiele zum Bauerngarten und zu den historischen Gärten

Heilpflanzen im Bauerngarten

Bauerngärten sind heute nicht selten in Freilichtmuseen zu finden. Genannt seien: Der Kräutergarten im Flämischen Freilichtmuseum auf der Domäne Bokrijk bei Genk an der Grenze von Belgien zu den Niederlanden, Adresse: Vlaams Openluchtmuseum, Domein Bokrijk, B-3600 Genk (Lit.: Hiemeleers 1978). – Das Schwarzwälder Freilichtmuseum „Vogtsbauernhof" in D-77793 Gutach, Ortsteil Turm, zeigt Bauerngärten mit unterschiedlichen Akzenten: Der Garten beim Lorenzenhof unterscheidet sich von dem des Vogtsbauernhofes darin, daß sein Nutzgarten weniger auf Vielfalt als auf Wirtschaftlichkeit angelegt ist. Der Hippenseppenhof hat im Gegensatz zu den meisten anderen Gärten auch eine eigene Zone mit Beerensträuchern. – Im Österreichischen Freilichtmuseum in A-8114 Stübing bei Graz finden wir neben anderen Bauerngärten einen Kräuter-Lehrgarten vor der Hammerschmiede in der Baugruppe Steiermark. – Auch das Kärntner Freilichtmuseum in A-9063 Maria Saal zeigt einen typischen bäuerlichen Kräutergarten (Lit.: Lorenz & Schwertner 1992). – Im Rheinischen Freilichtmuseum und Landesmuseum für Volkskunde, Auf dem Kahlenbusch, D-53894 Mechernich-Kommern, ist der Hausgarten zwischen Haupthaus und Scheune aus Scheuerheck zu erwähnen. – Auch das Mecklenburgische Volkskundemuseum Schwerin-Mueß in D-19063 Schwerin-Mueß zeigt einen Kräutergarten (Lit.: Janke 1993). – Schließlich sei auf den Museumsgarten am Stadt- und Kreismuseum „Sprucker Mühle", Mühlenstraße 5, D-03172 Guben, hingewiesen (Lit.: Krausch 1992). – Weitere Literatur zu Bauerngärten: Marzell 1937, 1938, Steinberger 1994.

Heilpflanzen wie auf den Gütern Karls des Großen

Im Burggarten der Marksburg über Braubach, 12 km südlich von Koblenz, finden Sie eine Abteilung mit Heilpflanzen aus dem Capitulare (Lit.: K. Müller 1981). Adresse: Deutsche Burgenvereinigung e. V., Marksburg, D-56338 Braubach. – Auch der Hexengarten auf dem Gelände der ehemaligen Bundesgartenschau Berlin hat ein Capitulare-Beet (Lit.: Kubitz 1991). Adresse: Berliner Park- & Garten GmbH, Sangerhauser Weg 1, D-12349 Berlin. – Einen karolingischen Garten finden Sie auch im Agrarzentrum Schloß Ehrental, Lw. Fachschule Ehrental, Ehrentalerstraße 119, A-9020 Klagenfurt.

Der Klostergarten von St. Gallen

Den St. Galler Arzneigarten finden Sie nachgestaltet in der Gartenanlage des ehemaligen Zisterzienser-Klosters Vitskøl in Jütland. Adresse: Vitskøl Kloster,

Viborgvej 475, 9681 Ranum, Dänemark. – Literatur zum St. Galler Klosterplan: Sörrensen 1962, Duft 1978, I. Müller 1978.

Der Klostergarten des Walahfried Strabo

Nachbildungen des Klostergartens des Walahfried Strabo finden Sie als Teil der Gartenanlagen im Niederländischen Freilichtmuseum in Arnheim und im ehemaligen Zisterzienser-Kloster Michaelstein, 3 km westlich von Blankenburg (Harz). Adressen: Nederlands Openluchtmuseum, Schelmseweg 89, 6816 SJ Arnhem, Niederlande. – Michaelstein, Institut für Aufführungspraxis der Musik des 18. Jahrhunderts (Museum), D-38881 Blankenburg. – Literatur: Stoffler 1978, van Os 1985, van Os u. Mitarb. 1988.

Ein Klostergarten des hohen Mittelalters

Zwar keinen eigentlichen Heilkräutergarten, sondern ein großes langes Beet mit Arzneipflanzen, die seit dem hohen Mittelalter verwendet werden, finden Sie im Klostergarten des ehemaligen Dominikanerinnen-Klosters und heutigen Reichsstadtmuseum Rothenburg ob der Tauber, Klosterhof 5, D-91541 Rothenburg ob der Tauber (Lit.: Merz 1984). – Ein Hildegard-Beet zeigt auch der Hexengarten auf dem Gelände der ehemaligen Bundesgartenschau Berlin (Lit.: Kubitz 1991). Adresse: Berliner Park- & Garten GmbH., Sangerhauser Weg 1, D-12349 Berlin. – Mit Pflanzen aus dem Gartenbuch der hl. Hildegard ist ferner der Hausgarten des Bauernhofes aus Korschenbroich im Rheinischen Freilichtmuseum und Landesmuseum für Volkskunde, Auf dem Kahlenbusch, D-53894 Mechernich-Kommern, gestaltet. – Literatur zur Medizin der hl. Hildegard: Schipperges 1957, I. Müller 1978, 1982.

Ein ländlicher Nutzgarten im 15. Jahrhundert

Als Vorbild für die hier vorgeschlagene Anlage und deren Gestaltung diente der Garten beim mittelalterlichen Haus aus Höfstetten im Fränkischen Freilandmuseum Bad Windsheim, Eisweiherweg 1, D-91438 Bad Windsheim (Lit.: Bedal 1990).

Ein Garten des Großen Kurfürsten

Für den Kurfürstengarten können wir Ihnen leider kein Beispiel bieten. Der Berliner Botanische Garten hatte zur 750-Jahr-Feier Berlins 1987 einen solchen Garten angelegt, der aber heute nicht mehr besteht (Lit.: Zepernick & Timler 1988).

Ein Apothekergarten aus dem 18. Jahrhundert

Den hier vorgeschlagenen Apothekergarten mit Heilpflanzen aus dem 18. Jahrhundert finden Sie im Kleinstadtmuseum „Die alte Stadt" (Købstadmuseet „Den gamle By") in Århus (Lit.: Røn 1992). Adresse: Købstadmuseet „Den gamle By", Viborgvej 2, 8000 Århus C, Dänemark. – Einen entsprechenden Garten aus dem 19. Jahrhundert (Pflanzenauswahl nach dem Schleswig-Holsteinischen Arzneibuch von 1831) zeigt das Schleswig-Holsteinische Freilichtmuseum, Hamburger Landstraße 97, D-24113 Molfsee. Möchten Sie einen solchen Garten anlegen, sei auf das Pflanzenverzeichnis von Johannsen 1982 verwiesen. – Im Schweizerischen Freilichtmuseum Ballenberg, CH-3855 Brienz/Berner Oberland, finden Sie eine Drogerie aus dem 19. Jahrhundert mit Heilkräutergarten (Lit.: Oppliger 1989). – In diesen Museen sind auch die zu den Gärten gehörenden Apotheken bzw. die Drogerie mit ihren Einrichtungen sehenswert; in dem Zusammenhang sei auch auf das Niederlausitzer Apothekenmuseum Löwen-Apotheke, Altmarkt 24, D-03046 Cottbus (ohne Arzneigarten) hingewiesen. – Literatur zu den apothekengeschichtlichen Angaben: Pohl 1991, Mögel 1974, Ganzinger 1991, Rumpler 1980, Schnideschitsch.

Anschriften von Fachhandels-Unternehmen

Österreich

Austrosaat AG, Oberlaaerstraße 279, A-1232 Wien
Austrosaat AG, Alte Puchstraße 173, A-8055 Graz
Novartis Seeds Ges.m.b.H., Linzer Straße 14, A-4070 Eferding
Wagner H.& H., Gartenbau, Gutendorf 36, A-8353 Kapfenstein

Schweiz

Samen Mauser AG, Postfach 67, CH-8404 Winterthur
Samen Vatter AG, Sägestraße 65, CH-3098 Köniz

Deutschland

Benary Ernst GmbH, Postfach 1127, D-34331 Hann. Münden
Bornträger & Schlemmer OHG, D-67591 Offstein
Carl Sperling & Co., Postfach 2640, D-21316 Lüneburg
Hild-Samen, Postfach 1161, D-71672 Marbach am Neckar
Jelitto Staudensamen GmbH, Postfach 1264, D-29685 Schwarmstedt
Novartis Seeds GmbH, Alte Reeserstraße 95, D-47533 Kleve
Rijk Zwaan, Werler Straße 1, D-59514 Welver
Royal Sluis GmbH, Postfach 1426, D-31522 Neustadt
Wagner Julius & Co., Postfach 105880, D-69048 Heidelberg

Literaturverzeichnis

Bedal, H. (1990): Kleine Geschichte des Hausgartens und seiner Nutzpflanzen mit besonderer Berücksichtigung des Mittelalter-Gartens. – Informationsblätter des Fränkischen Freilandmuseums Bad Windsheim.

Buff, W. & von der Dunk, K. (1988): Giftpflanzen in Natur und Garten. 2. Aufl. Berlin/Hamburg.

Duft, J. (1978): Mittelalterliches Kloster, Stätte des Heiles und der Heilung. – In: Das Erbe der Klostermedizin, Symposion der Deutschen Gesellschaft für Geschichte der Pharmazie, S. 5–8.

Ganzinger, K. (1991): 400 Jahre Alte fürst-erzbischöfliche Hofapotheke, Salzburg, Alter Markt 6. Salzburg.

Hiemeleers, J. (1978): De kruidtuin in het Openluchtmuseum. – Volkskunde (Antwerpen) 79 (= Bokrijkse Berichten XV), S. 206–221.

Hofmann, H. (1994): Apothekergarten Wiesbaden. (Hrsg.: Interessengemeinschaft der Apotheker Hessen-Nassau und Grünflächenamt der Landeshauptstadt Wiesbaden.) 3. Aufl.

Janke, V. (1993): Bauern- und Kräutergärten in Mecklenburg. Der Kräutergarten im Freilichtmuseum Schwerin-Mueß. Schwerin: Mecklenburgisches Volkskundemuseum Schwerin-Mueß.

Johannsen, M. (1982): Heilpflanzen im Kräutergarten der Museumsapotheke. – Berichte aus dem Schleswig-Holsteinischen Freilichtmuseum 19, S. 10–15.

Krausch, H.-D. (1992): Alte Nutz- und Zierpflanzen in der Niederlausitz. Führer durch den Museumsgarten am Stadt- und Kreismuseum „Sprucker Mühle" in Guben. – Verhandlungen des Botanischen Vereins von Berlin und Brandenburg, Beiheft 2.

Kremer, B. P. (1981): Das Kosmos-Kräuterbuch. Stuttgart.

Kruedener, S. v., Hagemann, I. & Zepernick, B. (1993): Arzneipflanzen, altbekannt und neu entdeckt. Berlin: Botanischer Garten und Botanisches Museum Berlin-Dahlem.

Kubitz, E. H. (1991): Hexengarten. – Britzer Garten GmbH Berlin 1.

Lorenz & Schwertner (1992): Die Apotheke des Bauern. – Schriftenreihe des Kärntner Freilichtmuseums in Maria Saal 2.

Marzell, H. (1934): Die Volksmedizin. – In: Spamer, A. (Hrsg.): Die Deutsche Volkskunde, Bd. 1: S. 168–182. Leipzig/Berlin.

Marzell, H. (1937): Bauerngarten und Bauernpflanzen. – In: Meier, J. (Hrsg.): Deutsches Volkstum, Bd. 6: S. 123–154. Berlin/Leipzig.

Marzell, H. (1938): Der Bauerngarten. – In: Peßler, W. (Hrsg.): Handbuch der Deutschen Volkskunde, Bd. 3: S. 199–206. Potsdam.

Merz, H. (1984): Kloster und Medizin, ein Versuch im Reichsstadtmuseum. – Die Linde (Rothenburg ob der Tauber) 66: S. 41–48.

Mögel, E. (1974): 600 Jahre Löwen-Apotheke Rothenburg ob der Tauber. Rothenburg ob der Tauber.

Müller, E. (1999): 100 Heilpflanzen selbst gezogen. Graz.

Müller, I. (1978): Heilpflanzen aus Klostergärten. – In: Das Erbe der Klostermedizin, Symposion der Deutschen Gesellschaft für Geschichte der Pharmazie, S. 9–14.

Müller, I. (1982): Die pflanzlichen Heilmittel bei Hildegard von Bingen. Salzburg.

Müller, K. (1981): Der Kräutergarten auf der Marksburg. – Burgen und Schlösser, Heft 1981/I.

Oppliger, P. (1989): Heilkräutergarten und historische Drogerie. — Schweizerisches Freilichtmuseum Ballenberg. Kleine Schriftenreihe Heft 3, 2. Aufl.

Os, F. H. L. van (1985): De hortulus van Walahfridus Strabo. – Bijdragen en Mededelingen, Nederlands Openluchtmuseum, 48: S. 3–10.

Os, F. H. L. van, und Mitarbeiter (Kräutergarten-Kommission) (1988): De geneeskrachtige planten in de kruidentuin van het Nederlands Openluchtmuseum te Arnhem. Een oversicht met aanduiding van aard en gebruik in de loop der eeuwen. Arnheim.

Pahlow, M. (1985): Das große Buch der Heilpflanzen. München.

Pohl, J. (1991): Die Löwen-Apotheke in Berlin-Spandau. Ein Beitrag zur Spandauer Stadtgeschichte und zum Apothekerwesen im Berliner Raum. Berlin.

Røn, G. (1992): Apotekerhaven, Købstadmuseet „Den gamle By“. Århus.

Rumpler, K. (1980): Das oberösterreichische Apothekerwesen. – Katalog OÖ. Landesmuseum 105: S. 341–348.

Schipperges, H. (1957): Heilkunde der Hildegard von Bingen. Salzburg.

Schnideschitsch, N.: Die Apotheke in der Sporgasse in Graz. – In: Die Geschichte der Pharmazie in Steiermark, II. Teil. [Sonderdruck in der Hirschen-Apotheke, Graz]

Sörrensen, W. (1962): Gärten und Pflanzen im Klosterplan. – In: Duft, J. (Hrsg.): Studien zum St. Galler Klosterplan, S. 193–277. St. Gallen.

Stoffler, H.-D. (1978): Der Hortulus des Walahfried Strabo. Aus dem Kräutergarten des Klosters Reichenau. Sigmaringen.

Zepernick, B., Langhammer, L. & Lüdcke, J. B. P. (1984): Lexikon der offizinellen Arzneipflanzen. Berlin.

Zepernick, B. & Timler, F. K. (1988): Ansichtsplan Kurfürstlicher Garten im Botanischen Garten Berlin-Dahlem. (Hrsg.: Museumspädagogischer Dienst Berlin und Botanischer Garten und Botanisches Museum Berlin-Dahlem.) Berlin.

Register

A

B

C

D

E

F

G

H

I

J

K

L

M

N

O

P

AUS UNSEREM PROGRAMM:

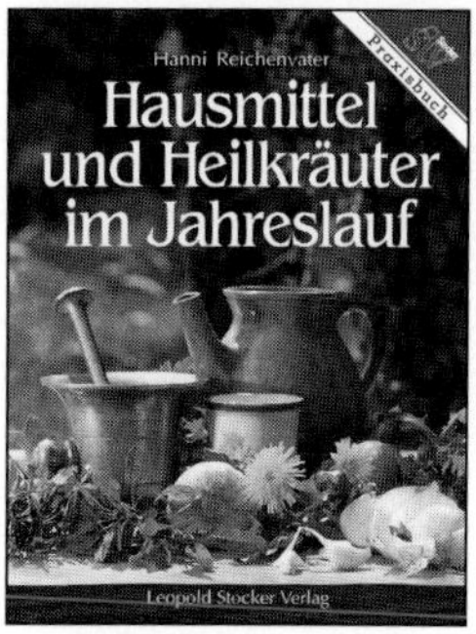

ISBN 3-7020-0787-3

Hanni Reichenvater

HAUSMITTEL UND HEILKRÄUTER IM JAHRESLAUF

2. Auflage, *128 Seiten, durchgehend farbige Abbildungen und Grafiken, Hardcover*

Es gab Zeiten, da man von Hausmitteln nicht viel hielt und lieber „synthetischen“ Medikamenten vertraute. Heute freilich besinnt man sich wieder auf altbewährte Kräuter, Wurzeln, Blüten und Tinkturen, und auch immer mehr Ärzte empfehlen deren Anwendung.
Die Autorin – durch viele einschlägige Vorträge und Auftritte im Hörfunk und Fernsehen bekannt – beschreibt hier die traditionellen Verwendungsmöglichkeiten der jeweiligen Pflanzen, wie sie der Ablauf des Jahres so mit sich bringt. Sie sagt uns aber nicht nur, wann, wie und wo sie zu finden sind, sondern auch, wie sie gesammelt, aufbewahrt, zubereitet und angewendet werden sollten. – **Das** Hausbuch für jeden, der gesund und naturbewußt leben will!

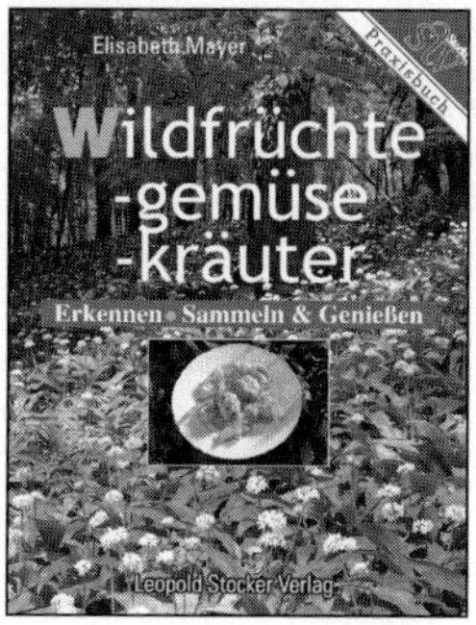

ISBN 3-7020-0835-7

Elisabeth Mayer

WILDFRÜCHTE, -GEMÜSE, -KRÄUTER

Erkennen • Sammeln & Genießen

2. Auflage, *160 S., ca. 80 Farbabb., Hardcover*

Wildgemüse und -kräuter, wie **Bärlauch, Brennnessel, Sauerampfer** und **Waldmeister,** sowie Wildfrüchte, wie **Schlehe, Hagebutte** und **Weißdorn,** zeichnen sich durch intensiven und oft ungewöhnlichen Geschmack und gesunde Inhaltsstoffe aus. Immer mehr Naturliebhaber und experimentierfreudige Hobbyköche entdecken die Möglichkeit, von Wanderungen und Waldspaziergängen eine reiche Vielfalt von Pflanzen für ebenso schmackhafte wie ungewöhnliche Speisen – von der Suppe bis zum Dessert – mitzubringen.

- 61 köstliche Wildpflanzen im Porträt: Sammeln leicht gemacht!
- Die besten Rezepte für Suppen und Salate, Aufstriche, Hauptspeisen, Beilagen und Desserts!
- „Kapern“ aus Blütenknospen, Kräuter-Würzwürfel und -pasten, Kräuteröl und -essig, Kräutersalz selbst gemacht!
- Verzuckerte Blüten, Blütenzucker, Blüteneiswürfel
- Limonaden, Blütentee, Beerengelee und -sirup, Kräuterlikör
- Duftkissen und Kosmetika selbst gemacht!

Bestellen Sie unverbindlich und kostenlos unser Gesamtverzeichnis:
A-8011 Graz • Hofgasse 5 • Postfach 438 • Telefon (0 316) 82 16 36